L'HYGIÈNE AU VILLAGE

PAR

LE DOCTEUR J. P. DES VAULX

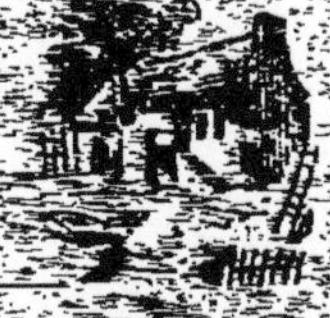

BENE ET SANE

LIBRAIRIE DE J. LEFORT

IMPRIMEUR, ÉDITEUR

LILLE | PARIS
rue Charles de Muyssart, 24 | rue des Saints-Pères, 30

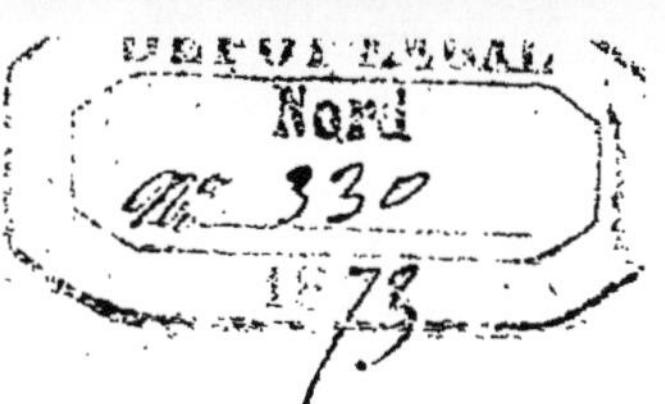

L'HYGIÈNE AU VILLAGE

in-18 jésus. 2e série.

CHEZ LE MÊME ÉDITEUR

ET CHEZ LES PRINCIPAUX LIBRAIRES

PETITE ENCYCLOPÉDIE AGRICOLE

PAR LE Dr J. P. DES VAULX

VOLUMES IN-12 A 1 FR. 50 C.

Contre mandat ou timbres-poste, on reçoit *franco*.

LA VIE DES CHAMPS : santé, bien-être, plaisirs.

L'ATELIER DU LABOUREUR : terrains, défrichements, engrais.

SIGNES DU TEMPS ET TRAVAUX DES JOURS.

LES ANIMAUX DE LA FERME.

CE QUE REND UNE VACHERIE : lait, beurre, fromage.

LES PROFITS DE LA BASSE-COUR.

LES ANIMAUX NUISIBLES A L'AGRICULTURE.

LES PLANTES DE GRANDE CULTURE.

LES PLANTES SUSPECTES.

LES ÉCONOMIES D'UN VIEUX JARDINIER : légumes, fruits, etc.

PLAISIRS ET PROFITS DE L'ÉLEVEUR D'ABEILLES.

LES REMÈDES SOUS LA MAIN : premiers soins à prendre.

L'HYGIÈNE AU VILLAGE

PAR

LE DOCTEUR J. P. DES VAULX

Si la médecine guérit les individus, l'hygiène sauve les masses.

M. LEVY.

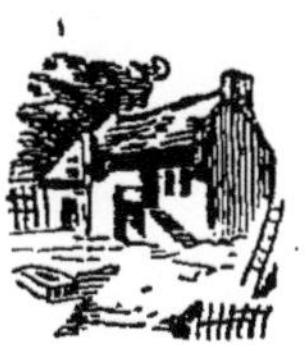

LIBRAIRIE DE J. LEFORT

IMPRIMEUR ÉDITEUR

LILLE	PARIS
rue Charles de Muyssart, 24	rue des Saints-Pères 30

AVANT-PROPOS

Le temps est pour l'ouvrier un trésor dont la santé est la clef. La santé perdue constitue la maladie, et ne peut être recouvrée que par les soins de la médecine : nous avons dédié aux malades notre petit Traité des *Remèdes sous la main*. Mais comme la maladie ne provient généralement que du mépris des lois de la santé, elle peut être prévenue par l'hygiène, qui n'est autre chose que l'art de se bien porter. C'est donc aux gens pleins de vie que s'adresse notre *Hygiène au village*.

Le champ de l'hygiène est immense comme celui des vicissitudes auxquelles la vie humaine est exposée. Tout ce qui a rapport au bien-être de l'individu, comme à la conservation et à la perfection de l'espèce, depuis le berceau jusqu'à la tombe, depuis le trône jusqu'à la charrue, relève d'elle et doit s'aider de ses conseils. Elle a des prescriptions diverses pour la jeunesse et pour l'âge mûr, pour les riches et pour ceux qui ne le sont pas, pour ceux qui gouvernent et pour ceux qui obéissent, pour chaque sexe, chaque tempérament, chaque profession ; elle se croit même autorisée à pénétrer profondément dans les cœurs et à faire subir son influence aux passions, que la morale, la philosophie et la religion ne réussissent pas toujours à diriger.

« Il ne faut pas confondre, dit avec infiniment de justesse M. Rion, auteur d'un travail sur *les soins à donner à la santé*, l'observation sage et mesurée des préceptes de l'hygiène avec les précautions méticuleuses que s'imposent certaines gens, et qui font le malheur de leur vie : la première n'est que l'inspiration de la prudence et de la raison ; les autres sont l'indice de la faiblesse et de la pusillanimité. Il faut bien se persuader qu'il n'y a nul mérite à braver témérairement la nature, qui inspire instinctivement à tous les êtres le soin de leur conservation : nulle gloire à s'exposer sans motif et sans profit à des maux cruels, dont la conséquence est presque toujours l'affaiblissement moral de l'individu. L'hygiène laisse du reste à chacun la plus grande latitude pour suivre ses goûts et agir suivant ses moyens. Elle recommande la propreté et l'assainissement des habitations, mais elle n'en prescrit nullement la somptuosité; elle indique le choix le plus convenable à faire des vêtements, selon la latitude ou les saisons, mais elle donne toute liberté sur la finesse des étoffes ou le caprice des formes ; elle fait connaître les propriétés et la nature des aliments; désigne à chacun ceux qui conviennent le mieux à son tempérament, et ceux dont il doit s'interdire l'usage ; mais elle ne fixe aucune limite à l'appétit, ni aucune règle au goût. Elle se borne à demander la modération en toutes choses. De plus, et c'est une remarque que nous croyons d'un haut intérêt, parce qu'elle semble attester une intention providentielle, ses prescriptions s'accordent beaucoup mieux avec les habitudes simples des personnes qui jouissent d'une modeste aisance, qu'avec les obligations imposées par une grande fortune. Elle est également opposée à la misère et à l'opulence, et en ce point, comme en mille autres, elle témoigne que les vrais avantages sont du côté de la médiocrité.

L'HYGIÈNE AU VILLAGE

I

Des habitations.

Origine des habitations. — Qualités qu'elles doivent réunir. I. *Aération* — Nécessité de l'air pour l'entretien de la vie. — Air confiné. — Maladies produites par le défaut d'air. — II. *Exposition.* — Lumière. — Vents. — III. *Etat du sol.* — Défrichements. — Ondulations. — Eaux courantes et stagnantes. — IV. *Construction.* — Distribution des pièces. — Epoque de l'entrée. — Eclairage et chauffage. — Etables. — Fumiers, etc.

L'homme n'est point destiné à vivre sans toit, exposé à toutes les variations de l'atmosphère comme les animaux sauvages. Il lui faut un asile, une demeure, où il puisse se mettre à couvert de la pluie, du froid et des ennemis de son repos. La plus ancienne, la plus rudimentaire de toutes les constructions est la tente : cet abri de la famille nomade, qui l'emporte dans ses voyages, et la déploie aux heures du sommeil. « La cabane est la première expression du besoin de stabilité (1), elle a commencé la série des édifices de plus en plus compliqués qui ont pour objet d'attacher l'homme à la terre, et d'organiser la société. On trouve encore certaines peuplades pauvres et peu civilisées qui logent dans des huttes en forme de ruches à miel, comme les Patagons ; ou dans des creux d'arbres et de rochers, comme les Shangallas ; ou dans des terriers et des caves, comme les Kamtschadales ; ou dans des niches sans élévation, pétries de paille et de boue, comme les Fellah d'Egypte ; ou dans des sortes d'étables, comme les serfs de la Russie. Dans nos pays civilisés le menu peuple a des maisons plus ou moins vastes, et les gens

(1) M. Levy : *Traité d'hygiène*, t. i, p. 625.

riches des hôtels, des palais plus ou moins somptueux. »

L'élégance et la richesse ne sont point nécessaires pour qu'un logis soit sain ; mais il doit être soumis à certaines conditions, dont je formerai quatre groupes : l'aération, l'exposition, l'état du sol et la construction.

1. Parlons d'abord de l'*aération*. Personne ne sera surpris d'entendre dire que l'air est le premier besoin de notre vie. Un homme peut vivre plus d'une semaine sans manger : une demi-heure passée sans respirer est une cause de mort presque certaine.

L'air est un fluide qui enveloppe la terre, et dans lequel plongent, se meuvent et respirent tous les êtres organisés. Quoi qu'il ne soit pas visible, son existence est incontestable, car on peut le toucher, le peser, le décomposer et constater son absence et ses qualités. Il est constitué par le mélange en proportions régulières de quatre substances éthérées ou gaz que les chimistes nomment oxygène, hydrogène, azote et carbone. Quand ces proportions sont troublées ou que d'autres gaz viennent se mêler à ceux-ci, les propriétés de l'air en reçoivent une modification profonde, et il peut devenir impropre à remplir le rôle qui lui est destiné, ou même nuisible aux êtres qui vivent dans son sein.

Cet immense réservoir de vie et de mort est cependant sans cesse altéré et reconstitué par mille échanges qui découlent des phénomènes de la végétation des plantes et de ceux de la respiration des animaux; car la respiration des animaux y jette des flots d'acide carbonique qui leur deviendrait nuisible si les arbres ne s'empressaient de l'aspirer en faisant subir à l'air une décomposition dans les cellules de leurs feuilles; et la respiration de celles-ci laisse sans emploi une grande quantité d'oxygène qui leur nuirait promptement si la respiration des animaux ne s'en emparait.

Pour ne parler ici que de la respiration de

l'homme, c'est un phénomène digne de la plus vive attention. A chaque mouvement de la poitrine, l'air extérieur vient rencontrer dans le poumon le sang vicié par les phénomènes de la vie, et en lui rendant les éléments nécessaires à sa recomposition il entraîne ceux qui lui sont devenus nuisibles. Cet échange a besoin d'être fait si souvent, qu'il se renouvelle dix-huit fois au moins par minute, et comme s'il ne pouvait suffire à une élimination assez prompte, il se fait encore par la peau une évaporation constante de matières impropres à l'entretien de la vie qui sont rendues au torrent de l'atmosphère.

On a calculé que la quantité d'air respiré par un homme en vingt-quatre heures, donnait le chiffre énorme de douze mille litres, soit neuf litres par minute, ou un demi-litre par inspiration. — Les gaz mêlés ou non à la sueur, qui s'exhalent par la peau dans le même espace de temps, représentent au moins cinq ou six cents litres : soit, en mètres cubes, au moins cent quarante mètres d'air qui sont viciés par un seul homme en un jour et une nuit.

Quand on est au milieu des champs, la modification que ces excrétions font subir à l'air atmosphérique, est tout à fait insensible, parce que l'océan de l'air est sans cesse agité dans sa masse par les vents, mais lorsque l'homme s'abrite dans des demeures, lorsqu'en un mot le renouvellement de cet air est empêché par des murailles, il ne tarde pas à être profondément modifié dans sa composition. Il perd de l'oxygène et il se charge d'acide carbonique, de vapeur d'eau et des produits organiques et putrides de la respiration et de la sueur, qui le rendent bientôt impropre à être respiré de nouveau.

Rien n'est plus nuisible à la vie que l'air ainsi confiné. M. Becquerel rapporte le fait de 146 prisonniers anglais enfermés dans un cachot de vingt pieds carrés, où l'air arrivait à peine. Au bout de huit heures, cent vingt-trois étaient morts asphyxiés. M. Rossignol cite un autre fait, qui s'est passé en France, après la bataille d'Austerlitz : trois cents prisonniers autrichiens furent enfermés dans une cave ; deux cent soixante y succombèrent en un court espace de temps. Enfin tout le monde connaît le fait de ces malheureux insurgés qui, enfermés en 1851 sous les terrasses des Tuileries, y périrent presque tous en quelques heures. Ce qui se produit parmi les individus entassés dans les lieux publics, se montre également chez l'habitant isolé d'une pièce étroite et mal aérée. Les disproportions entre le cube d'air dont l'individu dispose avec les besoins de la vie, produisent alors ce que M. Levy appelle l'encombrement individuel, source fatale des écrouelles, des scrofules, de la phthisie, de la fièvre typhoïde, etc.

Il y a donc pour l'homme un danger d'autant plus grand à s'emprisonner dans l'intérieur de son habitation, que celle-ci répond moins aux conditions de l'économie hygiénique, et cependant ne voit-on pas tous les jours les classes aisées se priver, par ignorance ou par incurie, de l'espace nécessaire à l'installation domestique; et tandis que rien ne manque aux boudoirs dorés, aux alcôves richement drapées, aux cabinets somptueux; au confort que peut procurer la fortune sous toutes les formes, l'élément essentiel de la santé, l'air nécessaire, indispensable à l'entretien de la vie, est oublié par presque tout le monde. Parlerai-je des greniers qui servent dans nos villes de refuges aux enfants des pauvres, des garnis où les ouvriers s'entassent la nuit, des niches où croupissent les portiers, des caves où le progrès ensevelit les valets d'office; hélas! dans les campagnes même, où rien ne s'oppose au développement convenable des habitations, on voit tous les jours des familles parquer pour la nuit cinq ou six personnes dans une seule pièce, des chambres à coucher n'avoir qu'une fenêtre étroite, et d'autres n'avoir que la porte pour toute ouverture. Dans beaucoup de pays, les tisserands travaillent dans des caves, et les batteurs de blé dans des granges hermétiquement fermées. Dans la Corrèze, la Haute-Vienne, le Doubs, la Mayenne, la Somme, l'Allier, ces choses sont communes et ne disparaîtront que quand les vieilles coutumes auront fait place au bon sens et à la raison.

Je ne veux pas dire cependant que les personnes obligées par des circonstances indépendantes de leur volonté à vivre dans des demeures trop étroites, doivent toujours et en toute saison tenir la porte ouverte. Si l'air confiné a des inconvénients, les courants d'air en ont d'autres. Les rhumes, les bronchites, les pneumonies n'ont souvent pas d'autre cause; mais en évitant les inconvénients qui résultent des courants d'air, des fenêtres tenues ouvertes pendant la nuit, des planchers mal joints, les chefs des familles n'en devront pas moins apporter le zèle le plus scrupuleux dans le choix de leur logement, et dans ses dispositions. Ils fuiront les appartements bas de plafond où l'air vicié, qui tend toujours à s'élever, se trouve arrêté à la hauteur de la bouche, et se présente sans cesse à la respiration pour laquelle il est impropre. Ils se rappelleront qu'une chambre doit toujours avoir trois mètres entre le sol et le plafond. Ils éviteront d'encombrer les appartements de chiens, d'oiseaux et de fleurs, dont la respiration vicie l'air comme la présence de l'homme. Autant que possible, ils ne feront de leur chambre à coucher ni une cuisine, ni un atelier, et s'ils sont obligés d'y réunir momentanément un certain nombre de personnes, ils n'oublieront jamais d'ouvrir largement les fenêtres et de renouveler l'air avant de se mettre au lit.

II. L'*Exposition* d'une maison, c'est-à-dire le côté de l'horizon où s'ouvrent ses portes et fenêtres, et l'accès plus ou moins facile qu'elle présente aux rayons du soleil, à la lumière, au froid, aux vents, sont autant de conditions de salubrité qu'il est important de ne pas négliger. Tous les hommes ne peuvent pas faire bâtir eux-mêmes le logement qu'ils doivent habiter, mais tous ou presque tous sont libres de le choisir à un étage plus ou moins élevé, exposé au nord ou au midi, ayant vue sur une rue ou sur un jardin, et si dans les villes, le prix exorbitant des terrains, les lois de symétrie qui président à l'alignement des rues, le petit nombre des places publiques, des jardins et des cours, forcent quelquefois l'architecte à élever des logements mal exposés ; il n'en est jamais de même dans les villages, où chacun est libre de placer sa maison où il veut, et de l'orienter au vent qui lui plaît. Sur ce point comme sur beaucoup d'autres, les habitants de la campagne ont donc, relativement à la santé, un immense avantage sur ceux des villes, et ce serait un crime de n'en point profiter.

L'exposition au nord procure l'avantage d'une température peu variable, modérée en été, un peu plus vive en hiver, mais donnant toujours un air sec, élastique et transparent. Sous les expositions au midi, la lumière et la chaleur sont plus intenses et plus prolongées, mais la température y varie avec une rapidité qui est nuisible pour la santé, et le froid de la nuit y est trop sensible après la chaleur excessive du jour. Les expositions de l'est et de l'ouest tiennent le milieu entre celles du nord et du sud, avec cette différence que le levant se rapproche des expositions septentrionales et le couchant des expositions au midi (1). Ainsi chaque exposition a ses avantages et ses inconvénients. Celle du soleil levant me semble cependant la meilleure, et elle doit être préférée toutes les fois que des raisons capitales, comme la vue sur un marais ou sur une rivière, sur un fumier, sur un cimetière, ne s'y opposeront pas.

Il n'est point indifférent que le soleil, pendant une partie de la journée, pénètre dans les appartements et les éclaire d'une lumière vive. Ses rayons pompent l'humidité, dissipent les brouillards, donnent à l'air plus d'élasticité, et le rendent infiniment plus propre aux besoins de la vie, et de l'accroissement chez les hommes comme chez les plantes. Qui de nous n'a remarqué qu'une

(1) Michel Lévy : *Hygiène*, t. i, p. 536.

fleur en pot dépérit dans une chambre si on ne la met souvent à l'air, qu'une plante qui germe dans une cave (pommes de terre, salades) est étiolée et tend toujours à diriger ses jets vers les soupiraux d'où vient la lumière, que les prisonniers dépérissent et deviennent blafards dans les cachots, que les enfants, qui passent leur journée enfermés dans des manufactures ou dans des salles d'hôpitaux, n'ont ni la vigueur musculaire, ni la couleur, ni la santé de ceux qui grandissent dans les champs, occupés aux travaux agricoles ou à la garde des troupeaux. C'est à la présence ou à l'absence de la lumière que toutes ces différences sont dues, et on ne les rencontre point dans les contrées encore à demi sauvages, où les peuples n'ont point de maisons et vivent constamment exposés aux avantages de la lumière comme aux inconvénients des intempéries.

Une maison bien exposée ne doit pas donner une prise trop directe aux vents. Dans chaque pays, il y a des vents qui soufflent une grande partie de l'année. On devra éviter de tourner les façades des maisons du côté d'où ils viennent, surtout si ce sont des vents précurseurs de la pluie. L'action du vent sur l'homme est toujours mauvaise. Certains d'entre eux, comme le sirocco qui règne périodiquement en Afrique, sont capables de donner de graves maladies. Presque toujours ils sont chargés des émanations malfaisantes des pays qu'ils ont parcourus : tantôt ils apportent aux hommes ou aux animaux des épidémies, tantôt en une nuit ils flétrissent les bourgeons des plantes et détruisent l'espérance de la récolte ; constamment ils dessèchent la peau et arrêtent la transpiration au prix des plus grands périls. C'est pour éviter l'action des vents, que dès les temps anciens on a eu soin de planter autour des habitations de grands arbres dont les feuilles puissent briser leurs courants et arrêter les effluves dont ils sont porteurs.

III. L'*Etat du sol* sur lequel repose une maison et la disposition des terrains environnants, sont des considérations qui, non-seulement sont négligées le plus souvent par ceux qui ont à se choisir un logement, mais qui ne viennent même pas à l'esprit de ceux qui bâtissent pour eux ou leurs animaux, des maisons, des étables, des écuries de toute sorte. Il n'est pas douteux, cependant, que la surface du sol par la nature des terrains qui la composent, et suivant qu'elle est cultivée ou en friche, couverte d'arbres, entourée d'eaux, située dans une vallée ou élevée sur une colline, exerce sur la santé de ceux qui y vivent des influences plus ou moins directes. « Quelle différence, dit Humbold, entre les déserts sablonneux, les savanes couvertes de gazons, les forêts marécageuses et les pays d'ancienne culture. »

Fertiliser la terre, c'est l'assainir. « La culture corrige le sol en remplaçant une végétation sauvage et souvent dangereuse par des masses de plantes utiles qui épurent l'atmosphère. » Elle empêche l'accumulation en un même lieu des eaux stagnantes ou des détritus des plantes qui sont des causes de fièvres ; elle rend la température d'un climat plus douce et plus régulière. Cependant les premiers défrichements des terres vierges produisent une influence nuisible sur la santé, à cause de la grande quantité de matières en décomposition qu'ils mettent en contact avec l'air. Partout où il y a des remuements de terre considérables, on a vu survenir des maladies nombreuses. On sait que les terrassements qu'on fit exécuter à Versailles sous le règne de Louis XIV, coutèrent la vie à des milliers d'ouvriers. Le percement des chemins de fer, la colonisation de l'Algérie, et aujourd'hui les travaux du canal de Suez, donnent des résultats identiquement semblables.

Les pays très-boisés sont peut-être un peu plus froids que les autres, mais ils sont d'un voisinage utile pour les habitations. Les arbres purifient l'air, modifient l'impétuosité des vents, tamisent les courants qui pourraient être chargés de miasmes délétères, et par conséquent sont favorables en tout point aux personnes qui habitent leur voisinage. Il est donc important de ne bâtir que près des endroits boisés, et de planter des arbres autour des fermes et des habitations rurales qui en sont dépourvues.

Un point d'économie domestique qui n'est pas moins important à considérer, c'est le voisinage des eaux. La proximité d'une grande collection d'eau, tempère, par son action sur les vents, les ardeurs de l'été, et le froid de l'hiver. Tout le monde sait que le voisinage de la mer ne donne pas seulement plus de pureté à l'air, mais qu'il neutralise l'action des grands froids et des grandes chaleurs de manière à conserver à peu près toujours la même température : avantage immense pour les constitutions délicates, et depuis longtemps signalé par les médecins de la marine. Le voisinage des eaux courantes est recherché avec raison; elles donnent de la vie au paysage, elles augmentent la fertilité des terrains, elles satisfont à une foule de besoins du ménage et de l'exploitation, sans entraîner le moindre inconvénient. Mais il n'en est pas de même des eaux stagnantes, étangs, marais, mares, etc. ; celles-ci favorisent la putréfaction des matières animales et végétales qui y sont submergées, et par suite le dégagement d'émanation qui exercent sur l'économie la plus funeste influence. Lorsque les étangs et les flaques d'eau croupie se dessèchent pendant la chaleur de l'été, le danger augmente. Il en est de même quand certaines industries, comme le rouissage du chanvre, viennent se joindre aux causes naturelles de fermentation. Cette influence, dit M. Montfalcon, se prononce dans la constitution des animaux comme dans celle de l'homme ; les bœufs, les chevaux, les moutons, sont grêles, maigres, chétifs et dépérissent dans les contrées marécageuses. Les fièvres, les maladies de foie, la consomption sont presque inévitables. Chacun sait avec quelle fureur elles sévissent dans l'Aunis, la Bresse, la Sologne. Si cependant, il est indispensable d'habiter ces provinces, on parviendra à amoindrir le danger et à le conjurer en tournant les façades des maisons à l'opposé des marécages, et en évitant de construire dans la plaine.

Ce n'est point sans raison que la terre est coupée de collines, de vallées et de montagnes : toutefois les sommets très-élevés ne sont pas favorables à la santé. Les religieux du mont Saint-Bernard ne peuvent généralement résister plus de trois ans à la vivacité de l'air de ces contrées. Les vallées étroites et profondes, les plaines unies, que les Arabes qualifient d'un mot qui veut dire fièvre, ne sont pas plus avantageuses : les collines d'une faible inclinaison sont de beaucoup préférables, et c'est sur leurs pentes qu'il faut choisir l'emplacement des fermes et bâtir des villages pour y réunir le plus possible les conditions de salubrité générale.

IV. J'arrive à parler *des constructions*, proprement dites, et de la manière d'aménager son logement. C'est un point capital, dont les habitants des campagnes ne savent pas apprécier les immenses avantages. Dans la plupart des villes, tout ce qui a rapport à l'hygiène des constructions, est à refaire. « Rues mal percées, établissements mal exposés, masures humides et sombres, empiétant sur la voie publique, pavage incomplet, système défectueux de distribution et d'écoulement des eaux, tels sont les vices de la plupart des villes anciennes ; leur régénération sanitaire impose de grandes dépenses et ne peut s'effectuer qu'avec le secours des siècles. » Il n'en est pas de même dans les campagnes où à peu près rien n'a été fait. Il est bien vrai que dans presque tous nos villages, « les habitations rurales, mal distribuées, mal closes, ne sont que d'immondes refuges où s'entassent les familles ; qu'en été elles n'abritent point contre les chaleurs, ni en hiver contre le froid, que leur plancher, presque toujours de niveau avec le sol, s'imprègne des déjections du ménage, que l'âtre fumeux mêle, à l'atmosphère d'un local exigu, les produits d'une combustion incomplète ; que l'incurie, la malpropreté, la pénurie des objets nécessaires à la vie, souvent la présence d'animaux ou l'entassement des provisions, multiplient les causes d'infection (1). » Mais du jour où les plus simples notions d'hygiène auront pénétré dans les masses, où l'autorité voudra bien prendre quelques mesures, où les paysans comprendront que leur intérêt et leur santé demandent une réforme dans leurs habitudes, dès ce jour-là cette réforme sera possible, et dès le lendemain elle pourra être presque achevée.

Pour moi, le type de l'habitation des champs est la maison double à quatre pièces basses avec un corridor au milieu et un vaste grenier au-dessus. Une pièce ne sert que de cuisine et de salle commune ; les autres, de chambres à coucher ou de décharges. Chaque pièce aura une vaste fenêtre qui puisse donner libre entrée à l'air, au soleil, à la lumière, et chaque chambre à coucher

(1) Michel Levy : *Traité d'hygiène.*

une cheminée. La cheminée, avec ou sans feu, remplace le tuyau d'appel; et comme, malgré les précautions, il entre toujours un peu d'air sous les portes et par les joints des fenêtres, il se fait naturellement une sorte de ventilation qui chasse par la cheminée l'air corrompu et en appelle de nouveau par toutes les fissures. On ne mettra jamais plus de deux lits dans une pièce. Quinze mètres cubes d'air, au minimum, sont nécessaires pour chaque personne pour la nuit, et cette quantité ne suffit ni aux malades ni aux femmes. Si l'on se rappelle ce que nous avons dit plus haut sur la respiration, on verra que cette ration est bien restreinte et qu'il faudrait absolument l'augmenter si l'on ne comptait sur la ventilation insensible des fissures et des jointures. Il n'est pas sain de faire coucher quelqu'un dans la cuisine. Mieux vaut coucher dans l'étable, dans la grange, comme cela se fait en certains pays. La maison doit être crépie à la chaux, pour éviter l'humidité, et couverte en tuiles. Il ne faut jamais couvrir avec du chaume : c'est malsain et dangereux pour le feu. Il ne faut pas non plus crépir un mur avant qu'il soit sec, ou habiter la maison si elle n'est achevée depuis au moins trois mois. Les plafonds sont un luxe inutile. Il en est de même des papiers de tenture, qui servent souvent de retraite aux insectes, et assombrissent l'appartement, quand ils ne sont pas choisis avec des fonds très-clairs. Ce qui est indispensable, c'est le plancheiage des chambres, ou au moins leur pavage avec des briques, que l'on puisse de temps en temps laver à grande eau. Rien n'est plus nuisible que de substituer au parquet la terre foulée ou le béton.

Le chauffage et l'éclairage des maisons pendant l'hiver ne sont point indifférents. Mieux vaut le chauffage à la cheminée qu'au poële, et l'usage du bois que celui du charbon de terre, du charbon de boulanger, de la tourbe, etc. On n'oubliera pas que la combustion de toutes ces matières ne se fait qu'aux dépens de l'air que la pièce contient, et de celui qui s'y introduit par les joints ; il n'en faut pas moins de six mètres cubes pour un kilogramme de bois. Les produits gazeux, que la combustion peut verser dans un appartement, sont surtout l'acide carbonique et l'oxyde de carbone, qui ne manqueraient pas de causer la mort des assistants, s'ils n'étaient rejetés au dehors par la cheminée. On comprend dès lors le danger des réchauds de braise placés au milieu de l'appartement : en quelques minutes ils peuvent amener la mort des personnes qui les entourent. Les poëles ont le défaut de dessécher l'air, et la précaution que l'on prend de les couvrir de vases pleins d'eau ne remédie que bien médiocrement à ce vice de chauffage. Non moins que le chauffage, l'éclairage altère la pureté de l'air. La combustion d'une chandelle consume un mètre cube d'air, une lampe fait plus que doubler cette dépense, et verse dans l'appartement les mêmes gaz délétères que le feu. Ces notions suffisent pour comprendre combien il est malsain de s'entasser toute une soirée, à plusieurs personnes, dans une petite chambre où il y a du feu et de la lumière, sans renouveler l'air, et de quelle importance il est d'ouvrir toutes grandes les fenêtres pendant un instant avant de se coucher, quand ces réunions ont eu lieu dans une pièce où quelqu'un doit passer la nuit.

Il est d'usage, à la campagne, de placer les maisons entre cour et jardin : c'est une excellente mesure. Mais il faut éviter de construire les étables trop près des maisons. Celles-ci, comme les maisons, ont besoin d'ouvertures qui puissent permettre à l'air de se renouveler, en raison du nombre d'animaux qu'elles contiennent ; manquer à cette précaution serait exposer le bétail à périr asphyxié, ce qui se voit souvent ; ou à contracter de graves maladies de poitrine, en passant de l'air trop chaud de l'étable, dans l'air froid ou humide de l'extérieur. Les lieux d'aisance, les fosses à purin, les fumiers, doivent également être tenus à distance de l'habitation. Trop souvent, dans nos campagnes, on tranforme les cours en litières de feuilles sèches ou de fougère, pour les faire pourrir sous les pieds des animaux ; c'est un foyer d'infection qu'il faut supprimer ; et quant au fumier lui-même, les cultivateurs ne devraient jamais oublier que plus il est consommé moins il est bon, parce qu'il a laissé évaporer toutes les substances volatiles les plus propres à activer la croissance des végétaux. C'est donc un abus que de le conserver d'une année à l'autre en tas, comme on le fait généralement. C'est dans le sillon que la décomposition doit se faire pour que la semence profite des dégagements de gaz et de chaleur qui en résultent.

II

Des vêtements.

Influences des variations atmosphériques sur la santé. — I. *Qualités indispensables aux matières vestimentaires.* — Perméabilité — inconducibilité — résistance à la pluie — élasticité — laine — soie — coton — chanvre. — II. *Vêtements d'hiver et d'été.* — Etoffes à mailles lâches — vêtements superposés — couleurs claires — vêtements humides. — III. *Vêtements propres à chaque partie du corps.* — Chapeau — col — chemise — corset — pantalon — robe — blouse — paletot et habit — manteau — chaussures — gants.

Une des règles les plus rigoureuses de l'hygiène, c'est de se préserver avec le plus grand soin des changements brusques de température et de s'appliquer à maintenir le corps dans un état de chaleur aussi uniforme que possible. De savants auteurs ont attaché aux variations atmosphériques une telle influence sur la santé de l'homme, qu'ils n'ont pas craint d'imputer à cette cause l'origine de toutes les maladies dont il est affecté. Il est certain que, malgré les récits des voyageurs qui disent avoir trouvé dans certaines contrées tropicales, des tribus de sauvages vivant presque nus, le défaut de vêtements, au moins dans nos pays septentrionaux serait promptement suivi de maladies mortelles. L'homme, n'étant point protégé comme les animaux par une laine épaisse ou un poil bien fourré, doit nécessairement chercher dans son industrie un abri permanent contre la rigueur des saisons. J'étudierai successivement dans ce chapitre : I. *Les qualités indispensables aux matières vestimentaires* ; II. *Les vêtements d'hiver et d'été;* III. *Les vêtements propres à chaque partie du corps.*

I. *Qualités indispensables aux matières vestimentaires.* — Ces qualités sont si nombreuses qu'on n'aura pas de peine à comprendre, quand je les aurai énumérées, pourquoi le nombre des substances vestimentaires est si restreint.

Il faut d'abord qu'elles puissent laisser échapper au-dehors la transpiration qui se fait continuellement par la peau, soit tandis que le corps est en sueur, soit lorsqu'il n'est soumis qu'à la simple perspiration normale. La quantité de liquide qui s'échappe ainsi en une journée est énorme. Elle ne s'élève pas à moins de un kilog. par vingt-quatre heures dans l'état de santé. Les vêtements en caoutchouc ou en peaux d'animaux ne sont malsains que parce qu'ils s'opposent à cette élimination, et la flanelle n'est si vantée que parce qu'elle la facilite.

Il faut en second lieu que ces matières soient faibles conductrices de la chaleur. La température propre du corps humain est de 35 à 38 degrés centigr. environ : quand il se trouve dans un milieu plus échauffé il souffre ; dans un milieu beaucoup moins échauffé, il souffre également : le mérite du vêtement doit donc être à ce point de

4

vue de ne pas laisser facilement pénétrer la chaleur du dehors et de ne pas laisser s'échapper celle qui vient de nous-mêmes. C'est à quoi répondent parfaitement les tissus à poils longs, à mailles lâches et de couleur blanche. Les vêtements de laine blanche des pays chauds et les vêtements ouatés des pays froids doivent leur supériorité à ces circonstances.

Une autre qualité du vêtement, et celle-là est extrêmement rare, serait de résister à la pluie. Sous ce rapport, les animaux sont beaucoup mieux pourvus que nous. Les plumes des oiseaux et les poils des animaux sont revêtus d'une substance qui permet de les plonger dans l'eau sans les mouiller. Quand un canard sort de l'eau, si l'on relève ses plumes superficielles on trouvera celles de dessous aussi sèches qu'auparavant. Les poils d'un cheval ou d'un chien que l'on a baignés présentent le même phénomène. Cependant ni les plumes ni les poils ne s'opposent à l'évaporation des produits de la sécrétion de la peau et de la sueur. On voit ici combien la nature est en avant sur nos misérables toiles cirées et nos caoutchoucs.

Enfin, un vêtement doit être facile à nettoyer, il doit être élastique pour se prêter aux mouvements du corps, et cependant tenace pour ne pas se déchirer à chaque instant; il doit être doux pour ne pas occasionner des maladies de peau, et léger pour ne pas fatiguer celui qui le porte; enfin il doit être d'un prix accessible à toutes les bourses. Ce sont là, on le comprend, bien des conditions difficiles à réunir.

Cependant la laine, la soie, le coton, le chanvre et le lin donnent des tissus qui, perfectionnés tous les jours, tendent à remplir toutes les conditions d'un bon vêtement. — La laine surtout, réunit toutes les qualités. Sa finesse, sa douceur, sa résistance, son affinité pour les couleurs, sa faible conducibilité de la chaleur et ses propriétés évaporatoires concourent à donner aux étoffes qu'elle produit une supériorité incontestable. — La soie est plus belle que la laine, elle est plus tenace, plus légère, mais elle ne donne pas de meilleur vêtement. Appliquée sur la peau elle se crasse vite, et ne produit pas les résultats avantageux de la flanelle. — Le coton tient le milieu entre le chanvre et la laine : il est moins froid que l'un et moins chaud que l'autre. Il laisse parfaitement évaporer la sueur et les produits de la sécrétion, et il tient dans ses poils une quantité assez convenable d'air pour le rendre passablement résistant aux actions de la température extérieure. — Les tissus de lin et de chanvre sont forts, souples, légers, mais ils se laissent facilement pénétrer par l'humidité, s'imbibent de la transpiration cutanée et ne retiennent pas la chaleur du corps : c'est à cette propriété qu'ils doivent d'être recherchés pour la confection des habits d'été dans nos climats tempérés où la chaleur de l'air n'acquiert jamais le même degré que celle du corps. Mais ils sont rejetés et remplacés par la laine dans les pays très-chauds, où ils laisseraient arriver au corps une température plus élevée que la sienne.

II. D'après ce qui précède on n'aura pas de peine à faire le choix des vêtements qui doivent être portés l'hiver et de ceux qui, dans nos climats, doivent être réservés pour l'été. Quelque épais que soit un tissu de chanvre ou de lin, quelque tentative de feutrage qu'il présente, il ne sera jamais chaud, puisqu'il ne possède pas la propriété de garder la chaleur. Quelque mince, au contraire, que soit un tissu de soie ou de laine, il pourra, grâce à son défaut de conducibilité, préserver du froid et de la bise.

J'ai dit et je le répète que la texture des tissus a une influence marquée sur leur caloricité. Les étoffes à mailles lâches, comme celles des vêtements tricotés, à longs poils, sont plus chaudes que celles à trame serrée. Ce fait a été scientifiquement mis en évidence par le physicien Rumfort. Ayant enveloppé un corps avec de la laine cardée, et un autre avec la même quantité de laine filée, il constata que le refroidissement s'opérait moins promptement dans le premier cas que dans le second.

Les tissus à mailles lâches, les molletons, les flanelles seront donc préférés pour l'hiver, et les draps fins, serrés, pour la belle saison.

La couleur des vêtements ne mérite pas moins d'attention, car elle a une influence marquée sur l'émission et l'absorption de la chaleur. Il résulte d'expériences nombreuses que les étoffes exposées aux rayons du soleil s'échauffent d'autant plus vite qu'elles sont plus foncées, et que quand on les retire de la source de chaleur elles se refroidissent dans la même progression. D'après ces expériences ce seraient les étoffes blanches qui conviendraient le mieux pour garantir le corps de l'homme de la chaleur pendant l'été et du froid pendant l'hiver.

En se basant sur les mêmes principes on arrive à cette conclusion, que plusieurs vêtements d'une même étoffe ou d'étoffes également propres à garder la chaleur, passés les uns par-dessus les autres garantiront mieux du froid qu'un seul vêtement de même poids et de même matière, mais d'un tissu serré. Il en est de même des vêtements ouatés qui sont infiniment plus chauds que si on les faisait avec un drap contenant le même poids de matière première.

En été comme en hiver il faut se garder avec le plus grand soin de porter des vêtements humides : rien n'est plus contraire à la santé. Les vêtements de toile dont on se couvre pendant l'été, ont la propriété de s'imbiber promptement de sueur et de se sécher avec la même rapidité. Mais ils ne se sèchent que par l'évaporation de l'eau. Si on n'a pas soin de les quitter pour les sécher, cette évaporation détermine un refroidissement qui peut amener les maladies les plus graves. En hiver, les vêtements mouillés par la pluie et saisis par le vent donnent lieu aux mêmes phénomènes. C'est pour avoir négligé de changer de vêtements quand ils sont humides que tant de personnes se plaignent de rhumatismes, de pleurésies et d'autres affections plus ou moins dangereuses.

III. *Vêtements propres à chaque partie du corps.* — Ces vêtements, qui sont différents dans les deux sexes, doivent cependant répondre à des besoins qui sont à peu près les mêmes.

La tête n'a besoin d'être couverte que lorsqu'elle est exposée à un soleil très-ardent, ou à un très-grand froid. Les Arabes se préservent des fièvres cérébrales, si communes dans leur pays, en se couvrant la tête de trois ou quatre couches d'étoffes ou de feutres. Les Russes combattent, par des fourrures analogues, l'effet trop vif du froid. Mais pour nos contrées tempérées on ne saurait trop s'accoutumer à marcher la tête découverte. — Il y a une véritable barbarie à serrer, comme on le fait dans certaines contrées, la tête des pauvres petits enfants avec des bandelettes pour leur faire prendre une forme déterminée. Plusieurs médecins y voient des causes d'épilepsie et de folie. La coiffure adoptée en France par les hommes ne préserve ni du soleil ni du froid, elle empêche l'air de circuler dans les cheveux ; et son principal résultat est de rendre ceux qui la portent chauves de bonne heure : il y a cependant depuis quelques années dans les chapeaux d'osier et de paille pour l'été et d'étoffe légère pour les temps froids, un commencement d'amélioration. Les coiffures légères et perméables que portent les femmes, en tulles, en broderies, en crin, ne mettent aucun obstacle à la circulation de l'air, et leur permettent d'avoir de beaux cheveux qu'elles conservent, en général, plus longtemps que les hommes.

Il serait également bon de laisser le cou nu comme font les orientaux, les zouaves et la plupart des femmes. C'est un moyen de n'être jamais atteint de maux de gorge. L'usage des cols, des cravates, des vêtements à collet serré a pour effet constant de gêner la circulation qui est très-active dans cette partie du corps. Si la mode nous défend de nous soustraire à cet usage, nous devons au moins prendre soin que la cravate soit étroite et le moins serrée possible, et que rien ne puisse gêner les libres mouvements du cou.

Le vêtement du tronc se compose d'un grand

nombre de parties : Parlons d'abord du linge, qui est une des révolutions dues à l'hygiène. — La chemise se fait avec de la toile de lin, de chanvre ou de coton : cette dernière étoffe, qui est la moins chère, a en outre l'avantage de ne jamais produire de refroidissement subit, comme la toile de chanvre. Il faut qu'une chemise soit large et qu'elle ne gêne aucun mouvement. — Les caleçons, confectionnés avec les mêmes matières que les chemises, remplissent trois indications : ils garantissent du froid, ils absorbent la transpiration et empêchent que le frottement du pantalon n'irrite la peau. — Quelques personnes ont l'habitude de porter des gilets de flanelle et même des caleçons de cette étoffe sous la chemise. C'est une excellente précaution pour les constitutions faibles ; mais c'est un assujettissement qu'il ne faut pas s'imposer sans nécessité. D'autres portent la flanelle en hiver et la quittent l'été, celles-là ne devront se découvrir qu'avec beaucoup de prudence et en remplaçant ce tissus par un vêtement chaud pendant les premiers jours. — Le gilet est un vêtement sans manches qui n'a d'autre utilité que de protéger la poitrine. Il doit être assez large pour laisser s'effectuer sans gêne les mouvements de respiration. — Dans la toilette des femmes, on remplace le gilet par le corset. C'est un petit vêtement dont on a dit bien du mal et qui, cependant, subsiste toujours : c'est qu'il ne répond pas seulement à un sentiment de coquetterie comme on le croit généralement, mais à un besoin de l'organisation féminine. Les femmes ne respirent pas comme les hommes par un élargissement latéral de la poitrine, mais par une dilatation de bas en haut; il est facile de s'en convaincre en regardant respirer une actrice. La poitrine, pour s'allonger ainsi, a besoin d'un point d'appui; d'autre part, l'état sédentaire, le défaut d'exercice rend les femmes promptes à se fatiguer : elles trouvent dans le corset un soutien qui les empêche de se doubler sur elles-mêmes et protége leur gorge. Je ne vois donc pas un grand mal dans le corset en soi, mais je ne cesserai de condamner avec tous mes confrères, comme de funestes machines, ces cuirasses rigides, où, pour s'amincir la taille, tant de jeunes femmes emprisonnent leur poitrine, compriment les poumons, chassent l'estomac en bas et jettent un trouble funeste dans toutes les fonctions principales de la vie qui s'exécutent dans ces organes. — Après le gilet vient le pantalon. Pourvu qu'il ne serre pas trop le ventre, l'hygiéniste n'a rien de plus à lui demander. — Pour compléter les vêtements du corps, les gens riches ajoutent un habit ou un paletot ; les ouvriers une blouse. La blouse est le vêtement par excellence, c'est le seul que les soldats devraient porter. Elle ne gêne aucun mouvement, elle est gracieuse et commode; on peut la faire de toile pour l'été, de laine pour l'hiver; on peut en mettre plusieurs l'une sur l'autre, elle se prête à toutes les combinaisons. Elle est infiniment supérieure à l'habit, qui ne garantit rien ; et au paletot, qui ne possède un avantage sur l'habit, que parce qu'il se rapproche davantage de la blouse en protégeant le ventre, et en laissant aux mouvements leur liberté. — La robe est l'habit des femmes. Il en existe de formes très-variées, qui sont loin d'être toutes favorables à la santé. Celles, par exemple, qui, pendant les soirées d'hiver, laissent les épaules nues, sont cause de bien des accidents, et bien des femmes ont payé de leur vie « ces charmantes témérités de leur toilette. » La robe de ville, serrée et étroite, à taille longue, mérite une grande partie des reproches que l'on fait au corset. La robe, dite peignoir, est la seule qui ne laisse aucune prise à la critique médicale. — Le châle pour la femme, et pour l'homme le manteau à capuchon, dit Criméenne, sont parfaits.

Nos pieds et nos mains ont des exigences particulières qui demandent des vêtements spéciaux. On trouve bien encore quelques pays où les ouvriers et les pauvres ne portent pas de chaussures, mais cela devient de plus en plus rare, et le pauvre pasteur arabe lui-même ne se met point en marche sans envelopper ses pieds dans des peaux de chèvre à demi-tannées, pour les préserver et les contenir. Toute chaussure doit répondre à ce double but, contenir sans serrer, et préserver sans être lourde. Les bas sont la chaussure de dessous. On les fabrique généralement en laine pour l'hiver, et en coton pour l'été; ils doivent être très-élastiques et ne faire aucun pli sur le pied. C'est avec une jarretière placée au-dessus du genou et non au-dessous, où se croisent de nombreux vaisseaux, qu'il faut les attacher. Les hommes qui portent des caleçons remplacent sans inconvénient le bas par la chaussette. — Les souliers doivent être de cuir souple, assez longs et assez larges pour ne pas blesser le pied, et munis d'une bonne semelle qui préserve de l'humidité. Les bottines en étoffe que les femmes portent sont supérieures aux souliers; les hommes feraient bien de les adopter en remplacement de bottes qui n'ont d'avantage que comme armure et développent trop la chaleur. — Les sabots de bois avec un dessus en cuir pour empêcher de blesser le coude-pied, sont une chaussure très-saine pour l'hiver. — Les guêtres sont surtout appréciées par les chasseurs et les soldats à pied. — Quelle que soit la matière d'une chaussure, elle ne doit jamais serrer d'une façon douloureuse : chez les enfants, cela amène la déviation des orteils qui chevauchent sur leurs voisins et constituent une infirmité; chez les adultes, c'est la cause ordinaire des cors, durillons et œils-de-perdrix, dont on a souvent des peines infinies à se débarrasser, et qui causent d'intolérables douleurs. — Les gants ont la même destination que les bas ; mais la main, étant moins sensible que le pied, il n'y a aucun inconvénient à les porter un peu étroits. Ils ont pour but de maintenir la finesse et la souplesse de la peau chez les riches, et de garder du froid pendant l'hiver quand on est obligé d'avoir la main dehors sans faire un travail qui suffise à l'échauffer.

Je ne terminerai pas cet article sur le vêtement sans y joindre une excellente réflexion de M. Rion :

« L'observation des changements de température, dit-il, est d'une rigoureuse nécessité pour la composition du vêtement, et l'on s'expose aux plus dangereuses maladies et même à une mort prématurée par trop de négligence à se garantir contre l'invasion du froid et des brumes de l'hiver. Ne vous préoccupez pas d'ailleurs du moment de l'année où vous êtes ; ne consultez pas votre calendrier pour savoir quel vêtement vous devez porter : consultez l'état de l'atmosphère et vos propres impressions. Laissez de jeunes fous s'obstiner à mettre un pantalon blanc le jour de Pâques, alors que le thermomètre vacille encore aux environs de zéro, et habillez-vous de laine à la Saint-Jean si vous éprouvez le besoin de vous garantir des atteintes d'un froid tardif. »

III

Toilette et propreté.

Importance des fonctions de la peau. — I. *Des bains et des lavages.* — Bains froids — bains chauds — bains de mer — bains d'étuves — douches. — II. *Des cosmétiques.* — Pommades — opiat — rasoirs — onctions d'huile. — III. *Du linge.* — Propreté — maladies communiquées par le linge, etc.

La peau est un crible à travers lequel s'échappent sans cesse des produits du laboratoire humain qui ne sont pas nécessaires à la vie. C'est ainsi qu'à travers ses mailles et par de petits organes cachés dans son intérieur, sortent incessamment des gaz, des liquides, des matières grasses et sébacées qui tendent à la souiller. De plus, les poussières qui voltigent dans l'air, le contact des vêtements, le frottement des objets extérieurs, les nécessités du travail, amènent à sa surface une foule de matières étrangères plus ou moins irritantes. Cette double source de malpropreté, dont le résultat serait d'amener un trouble dans les fonctions naturelles, mérite de fixer vivement l'attention. On attache, avec raison, une grande importance à la régularité des fonctions de la peau parce que, en effet, le moindre trouble qui survient dans leur accomplissement, retentit d'une manière fâcheuse dans tout l'organisme, et on peut dire avec assurances que, de toutes les causes de la maladie, il n'en est pas de plus active que l'arrêt de ces fonctions, de même que de toutes les causes de flétrissure de la peau, de décoloration du teint, et de vieillesse prématurée du visage, il n'en est pas de plus fréquente que l'application sans discernement de substances étrangères à sa surface, quoique ces applications soient généralement faites dans un but tout opposé à celui que l'on atteint. J'ai vu mourir un chien que l'on avait tondu et couvert de goudron, preuve évidente de l'inconvénient qu'il peut y avoir dans des suppressions et des applications intempestives sur cet organe délicat. Je rattacherai dans ce chapitre, à trois chefs les principales notions relatives au sujet qui nous occupe : 1° *Des bains et des lavages.* 2° *Des cosmétiques.* 3° *Du linge.*

I. *Des bains et des lavages.* — Presque tous les animaux ont un penchant naturel à se baigner. La figure des enfants s'épanouit quand on les met dans l'eau, et chacun de nous a pu constater combien cet exercice repose le corps, assouplit les membres et donne de bien-être à l'organisation. L'usage des bains remonte à une haute antiquité ; on le trouve répandu, en effet, chez les plus anciens peuples : Moïse avait rendu les ablutions obligatoires pour les Juifs ; les Egyptiens, les Grecs et les Romains en faisaient un fréquent usage, et dans toutes les contrées musulmanes, il est prescrit par les lois de Mahomet de se laver le corps cinq fois par jour.

On prend des bains à divers degrés de température. Nous connaissons les bains froids, les bains de mer, les bains tièdes, les bains d'étuve, et les douches froides. Chacune de ces sortes de bains a des propriétés différentes et une action particulière sur la santé. Mais dans aucun cas on ne devra se mettre à l'eau qu'après s'être assuré : 1° Que l'estomac est parfaitement libre, ce qui suppose toujours un intervalle de trois ou quatre heures après le dernier repas ; 2° que le corps n'est pas en moiteur ; 3° que l'eau du bain est propre et ne contient point, comme celle des étangs, des marais et des mares, des matières corrompues et putréfiées.

Bains froids. — Quand la température des eaux courantes est entre 15 et 30 degrés, on peut sans inconvénient y prendre des bains. Ces bains d'eau froide ne doivent pas durer plus d'une demi-heure pour les personnes qui ne nagent pas, et plus d'une heure pour celles qui, en nageant, combattent la fraîcheur de l'eau. On a remarqué que les bains froids augmentaient le poids du corps dans la proportion de 500 grammes par heure, et diminuaient le nombre des battements du cœur dans la proportion de 60 à 38 pulsations par minute, ils ont pour résultat de fortifier la peau, de la débarrasser des matières qui en obstruent les pores et de faciliter ainsi les fonctions naturelles de cet organe. L'appétit est augmenté, les digestions deviennent plus faciles et les aigreurs du sang disparaissent sous leur influence.

De l'aveu des meilleurs observateurs, le froid est l'élément capital de l'action des *bains de mer*, qui sont de nos jours en si grande vogue. La température moyenne de la mer pendant la saison d'été est de 12 à 20 degrés. C'est un moyen très-énergique de stimuler les organes pour les personnes faibles ou fatiguées. Il ne faut jamais rester plus de huit ou dix minutes dans l'eau, et il est prudent de ne prendre ces bains qu'avec l'avis d'un médecin.

Les bains chauds de 25 à 30 degrés ont l'immense avantage d'être faciles à prendre chez soi et de convenir à tous les tempéraments et à tous les âges. Comme ils ont la propriété de relâcher la peau et de diminuer le poids du corps à mesure que leur température est élevée, il faut éviter de les prendre trop chauds, ce qui ne manquerait pas d'affaiblir les forces et de produire un effet contraire à celui qu'on est en droit d'attendre d'un bain convenablement préparé. En général, pour être vraiment hygiénique, un bain même chaud, doit produire une légère sensation de fraîcheur quand on y entre. Son effet est d'assouplir la peau et de reposer les organes affaiblis ou irrités par une inflammation quelconque. Un bain chaud ne doit pas durer plus d'une heure, ni se renouveler, hors le cas de maladie, plus d'une fois par semaine. L'usage doit en être recommandé aux personnes nerveuses, et à celles qui s'agitent dans les passions de l'âme. L'hygiène les conseille à tout le monde. Elle en fait un devoir pour les enfants et les vieillards.

Les bains d'étuves, dont le bain maure est le type, ne sont guère en usage en France hors des grandes villes, je n'ai donc qu'à les indiquer ici. Ils diffèrent des autres en ce que, au lieu de plonger dans l'eau, celui qui doit les prendre, est introduit dans une atmosphère de vapeur chaude qui provoque une abondante transpiration. On le frotte ensuite avec des brosses assez rudes pour débarrasser la peau de toutes les matières qui la souillent, on l'arrose d'eau fraîche, et on l'enveloppe de laine pour laisser aux humeurs le temps de reprendre leur cours.

Les bains de douches font arriver successivement sur la peau, l'eau en pluie fine et glacée, et la chaleur à un degré intense. Ils appartiennent plutôt à la médecine qu'à l'hygiène.

Deux personnes ne doivent jamais se baigner dans la même eau. On ne doit se servir de savon qu'au moment de quitter le bain. Les parfums dans l'eau du bain sont plus nuisibles qu'utiles. Enfin il est bon de se promener un peu si le temps est beau, ou de se coucher quelques heures si le temps est froid quand on s'est livré à cet exercice.

II. *Des cosmétiques.* — S'il n'est pas possible de prendre des bains tous les jours, rien n'est plus facile de n'en pas laisser passer un seul sans se laver exactement à l'eau froide toutes les parties qui ont été souillées par le contact des objets extérieurs. Les soins de propreté journaliers des mains et du visage ne doivent jamais être omis. La bouche doit être lavée plusieurs fois par jour, les pieds une fois au moins par semaine. Excepté pour les pieds, l'eau froide doit toujours être préférée à l'eau tiède, et l'eau pure aux eaux aromatisées, car le propre de tous les parfums liquides est de pousser le sang à la peau et de détruire promptement la fraîcheur du teint.

Les cheveux sont l'ornement le plus noble et le plus gracieux de la figure humaine, ils méritent un soin particulier. Les femmes ont trouvé, dans l'habitude d'avoir la tête nue et de se peigner souvent, le meilleur moyen de les faire croître et de les conserver longtemps. Les hommes qui obéissent aux convenances sociales en les faisant couper fréquemment sont redevables de la calvitie à la mauvaise habitude de rester couverts. Dans les deux sexes et surtout chez les enfants, on doit mettre le plus grand soin à débarrasser chaque jour la tête, avec le peigne et la brosse, des pellicules qui se développent sur le cuir chevelu, des matières grasses qui l'empreignent et des poux qui l'envahissent. L'action du rasoir, du fer chaud pour la frisure, et des liquides destinés à teindre les cheveux doivent être complétement rejetés. L'usage des pommades doit être très-modéré et pour laver de temps en temps la tête, il est prudent de ne se servir que d'eau de savon. Malgré les annonces des charlatans, il n'y a point jusqu'ici de remède efficace contre la calvitie.

Les dents ne sont pas seulement un objet d'ornement destiné à embellir la bouche, elles ont encore une action directe sur la parole par la manière dont elles laissent passer la voix, et surtout sur les fonctions de l'estomac par le secours puissant qu'elles lui prêtent en triturant les aliments. Malgré leur importance, beaucoup de causes tendent à les détruire. Les variations atmosphériques, l'humidité, les boissons très-chaudes ou glacées, la fumée de tabac, les acides de l'estomac, sans parler des sels terreux de la salive, les corrodent, les usent ou les salissent constamment. C'est donc un soin de tous les jours qu'il faut opposer à ces agents destructeurs. Ici comme pour la chevelure, les charlatans ont eu beau jeu. Le moins qu'on puisse employer de leurs drogues est le meilleur. Les animaux sauvages qui ont de si belles dents ne le doivent à aucun dentifrice, mais à leur habitude de ne jamais manger ni trop chaud ni trop froid et de ne boire que de l'eau. Les enfants pauvres des campagnes doivent aux mêmes causes le même résultat. C'est donc en réformant ce que nos coutumes ont de contraire à cette hygiène naturelle que nous conserverons la beauté de la bouche.

J'ai connu des personnes qui n'employaient jamais ni opiat ni brosse, et qui conservaient à leurs dents une grande beauté en les frottant chaque matin avec un linge trempé dans de la poudre de croûte de pain brûlé, et en se lavant exactement la bouche après chaque repas. C'est la méthode que j'ai adoptée pour mon compte. Je bannis l'usage des cure-dents autres que ceux de plume, et je conseille de ne jamais laisser dans la bouche une dent gâtée qui ne tarderait pas à communiquer son mal aux autres.

La barbe est comme les cheveux le produit de follicules pileux enchâssés dans l'épaisseur de la peau. La mode veut dans certains pays qu'on porte la barbe longue, chez d'autres qu'on la porte courte. On a calculé qu'en cinquante ans un homme qui se rase enlève plus de cinq mètres de productions pileuses du même follicule. Quand on a l'habitude de porter la barbe longue, il est rare qu'on puisse la couper sans s'exposer à quelques maux de gorge. On doit toujours veiller avec le plus grand soin sur le rasoir dont on se sert. J'ai vu des dartres rebelles se communiquer par le seul usage de cet instrument. On ramollit ordinairement la barbe avec de l'eau chaude et du savon avant de la couper, et après cette opération, on se trouve bien de se servir d'un peu de poudre de riz pour détruire le feu du rasoir.

L'exsudation qui se fait par les oreilles porte le nom de cérumen. C'est une matière grasse et jaunâtre qu'il faut enlever au moins une fois par semaine avec un cure-oreille. Faute de cette précaution le cérumen se durcit, et obstrue le conduit auditif au point de déterminer quelquefois une sorte de surdité.

Quand on dort en plein air sans se couvrir les yeux et quelquefois dans la vie ordinaire, malgré les plus grandes précautions, les yeux sécrètent pendant la nuit une sorte de chassie qui est l'indice d'un commencement d'inflammation du bord libre des paupières. Il faut, pour éviter cette incommodité, se laver chaque matin les yeux à l'eau de roses et les couvrir d'un foulard ou d'un linge pendant le sommeil.

Les anciens employaient comme préservatif d'une foule de maladies de peau, et certains peuples conservent encore dans leurs usages la précaution de s'oindre la peau de suif, de graisse ou d'huile, avant de l'exposer à l'action de l'air et surtout de l'air froid. On se rappelle la réponse *intus vino*, *extus oleo* (le vin au-dedans, l'huile au-dehors) de ce vétéran romain à Auguste qui lui demandait la cause à laquelle il devait la conservation parfaite de sa santé dans un âge déjà mûr. De nos jours, l'usage des onctions a disparu. Mais s'il est inutile dans nos pays, il n'en est peut-être pas de même dans les contrées septentrionales et dans la région des tropiques où la peau est sans cesse soumise à une foule d'influences funestes.

Les ongles qui ne sont que des amas de poils doivent être coupés avec soin une fois au moins par semaine. Aux pieds il faut les couper carrés pour éviter de laisser pénétrer leurs bords dans les chairs, ce qui occasionne d'intolérables douleurs. L'usage de se manger les ongles est banni par la décence et la propreté.

III. *Du linge.* — Ayez le plus de linge que vous pourrez, et changez-en aussi souvent que votre fortune vous le permettra. Une chemise ne doit pas faire plus de trois jours, passé ce temps elle s'encrasse et devient malsaine. Il est bon de ne pas porter la même chemise la nuit et le jour, pour laisser à l'humidité et à l'odeur le temps de s'évaporer. Les bas et les chaussettes doivent être changées plus souvent encore : dès qu'ils ont un peu d'odeur il faut les blanchir. Les draps de lit ne doivent pas faire plus de quinze jours. Il ne faut jamais garder sur soi de linge mouillé, soit par la sueur, soit par la pluie, et encore moins se mettre sur le corps, en changeant, du linge humide. C'est une source certaine de rhumatismes. Certaines maladies peuvent se communiquer par le linge : de ce nombre est la gale. Un lavage ne suffirait pas pour purifier le linge d'un mort ou d'une personne phthisique : il faut une ou plusieurs lessives pour que le linge et même les vêtements puissent être portés sans danger par une autre personne. J'ai dit que pour les petites fortunes, le linge de coton, si j'en excepte les draps de lit, était celui qu'on devait préférer : j'ajouterai que le linge de toile, outre qu'il s'imbibe vite de sueur et se froidit promptement, détermine par son frottement, quand il est neuf et un peu gros, une véritable irritation du système cutané.

Les procédés de blanchissage du linge ne peuvent trouver place ici ; mais je ne puis m'empêcher de dire que la lessive à la cendre de bois, suivie d'un lavage à grande eau, est préférable à tous les autres.

IV

Nourriture.

Phénomènes de la nutrition. — I. *Substances alimentaires.* — Lait — crème — fromage — œufs — fruits mûrs ou en compote — légumes verts et herbes cuites — poisson — volaille — viande de boucherie — venaison — pain et fécules — pâtisseries — pommes de terre et châtaignes — légumes secs. — II. *Boissons.* — Eau — vin — cidre — bière — liqueurs alcooliques — café — thé — chocolat. — III. *Condiments.* — Sel — graisse, beurre et huile — sucre et miel — champignons — condiments stimulants — condiments acides.

Le corps de l'homme est un véritable laboratoire où s'opèrent sans cesse la décomposition et la recomposition des tissus et des liquides nécessaires à l'entretien de sa vie. Ce renouvellement est si rapide, au dire des physiologistes, qu'il ne faut pas plus de sept ans pour que toutes les parcelles du corps aient été remplacées insensiblement. Les matières, à l'aide desquelles s'opère cette série de transformations successives, sont les aliments et les boissons, qui, introduites dans le canal digestif, y sont soumises à la digestion et séparées en deux parts, dont l'une se mêle au sang et sert à la réparation du corps et à l'entretien de la vie, tandis que l'autre est rejettée dehors comme inutile, et constitue les excréments, les urines, etc.

Pour ce *grand œuvre* de la chimie animale, les trois règnes de la nature sont mis à contribution. Le règne animal fournit les viandes, les graisses, le lait, les œufs; le règne végétal les fruits, les farines, les huiles, le sucre, les vins; le règne minéral l'eau et le sel. Et remarquez que cette grande diversité ne s'accorde pas seulement avec nos goûts, elle est dans le vœu même de la nature, dans l'harmonie générale des êtres. Les physiologistes ont expérimenté qu'un homme, nourri d'une seule substance, le lait excepté, vivrait mal à l'aise et mourrait promptement. Des chiens nourris de blanc d'œuf, des lapins nourris de pommes de terre, sont morts presque aussi vite que s'ils n'avaient rien mangé. Un homme qui ne vivrait que de viande, et un autre qui ne vivrait que de légumes se porteraient également mal. C'est dans la variété qu'est le bien-être, parce que la variété seule peut amener, tour à tour, dans l'estomac, la quantité prodigieuse d'éléments divers dont notre organisation est composée.

I. *Substances alimentaires.* — « Dans les conditions ordinaires de la vie, l'alimentation, pour qu'elle soit bonne, doit se composer de viande, de pain et de légumes en proportions convenables. Un homme adulte de moyenne force est suffisamment nourri, s'il consomme journellement de 125 à 150 grammes de viande, 1 kilog. de pain et 200 à 250 gr. de légumes ou de substances féculentes. » Cette règle, on le comprend d'avance, doit admettre de nombreuses exceptions en raison de l'âge, du tempérament et des occupations des individus. Les enfants qui grandissent, les ouvriers qui travaillent, mangent plus que d'autres. La femme sédentaire n'a besoin que d'une petite quantité de nourriture, mais devient-elle enceinte, ses besoins augmentent avec son appétit. Les habitants du nord doivent manger plus de viande que ceux du midi ; ceux du midi plus de légumes que ceux du nord.

Le manque d'une quantité nécessaire de nourriture produit les effets les plus funestes sur la santé : témoin les grandes mortalités qui signalent les années de disette ; mais l'excès dans le manger, source d'indigestions multipliées, donne des résultats encore plus déplorables. Le jeûne du printemps, prescrit par la plupart des religions, n'a jamais été cause d'accidents comparables aux banquets de l'hiver mis en vogue par une civilisation corrompue. *In medio stat virtus*, dit l'axiome, la vertu ici c'est la sobriété.

« Les principales substances alimentaires à l'usage de l'homme, classées suivant le degré de leurs *qualités nutritives*, sont, au premier rang, le lait, les œufs, les viandes de boucherie, le gibier, les volailles ; au second la chair des poissons; au troisième les fécules, les légumes proprement dits ; au quatrième et dernier les légumes verts et les fruits. Si l'on veut classer ces mêmes aliments suivant leur degré de *digestibilité*, il faut placer en première ligne le lait, les œufs légèrement cuits, les fruits bien mûrs ou en compote, les légumes verts, les herbes cuites, puis les poissons maigres comme le merlan, la sole ; les volailles à chair blanche, les viandes de boucherie, la venaison, le pain, les pommes de terre et les légumes secs. » J'ajouterai que le mode de cuisson des aliments a une grande influence sur leur digestibilité.

Le *lait* est l'aliment par excellence : il convient presque seul aux enfants, aux convalescents et aux personnes atteintes d'inflammations chroniques de l'estomac. Le meilleur de tous, le plus léger, est celui de femme ; viennent ensuite celui d'ânesse, de chèvre et de vache. Ce dernier est le plus employé. Ce n'est pas le lieu de nous étendre sur les qualités du lait ni sur celles du beurre et du fromage qu'on en tire. Notre volume : *Ce que rend une vacherie*, donne sur ce sujet tous les détails désirables. Mais il me semble nécessaire d'insister sur les avantages que le régime d'une famille trouve dans la possession d'une vache ou d'une chèvre surtout quand il y a des enfants dans la maison. Pour celui qui possède un petit héritage, il n'est pas douteux que le revenu d'une vache, après en avoir tiré l'entretien de la maison en laitage, dépasse encore ce que produirait la vente du foin nécessaire à la nourrir, et que, par conséquent, les ressources qu'elle apporte à la famille, ne représentent que la peine qu'elle donne. — Pour celui qui ne possède rien, il est encore possible à la campagne d'entretenir une chèvre, et Dieu sait ce qu'elle produit de bien-être par son lait et son fromage qui sont des aliments si sains et si nourrissants. — Qu'on ne dise pas que l'espace manque pour la laiterie, on a toujours une cave ou une hutte de terre, et un peu de peine et de propreté suffisent pour y installer les quelques ustensiles nécessaires.

Le lait fournit la crême, le beurre et le fromage. — La *crême* est une excellente nourriture, mais elle ne se conserve pas. Au bout de trois ou quatre jours il est urgent de la battre pour en faire du beurre. — Le caillé qui reste au fond du vase, quand le lait a tourné, est un aliment aigrelet qu'on mange avec du sucre, ou que l'on emploie à fabriquer des fromages. — Le *beurre*, retiré de la crême par le battage, constitue une grande ressource pour les ménagères qui le préfèrent à l'huile et à la graisse dans les usages de la cuisine. Quand il est bon, il a une couleur foncée, un goût aromatique et ne présente aucune âcreté. Pour le conserver il faut le saler en pots ou le fondre. — Le *fromage*, résultat de la fermentation et de l'égouttage de la crême et du caillé, se mange tantôt frais comme le fromage à la pie; et tantôt, anciennement préparé et séché au grand air à l'abri des mouches. Les fromages frais sont légers : les secs sont excitants et digestifs : ce sont des aliments très-nourrissants puisqu'ils contiennent presque tous les éléments du lait. Il est important de ne point faire sécher les fromages dans les chambres que l'on habite à cause de la mauvaise odeur; ni dans la laiterie parce que le lait tournerait, mais il faut avoir pour cela une petite pièce séparée.

Œufs. — On mange les œufs de plusieurs oiseaux : ceux de poule, de dinde, de canard, d'oie, sont très-communs et forment une des principales ressources de la campagne, car ils constituent un aliment presque aussi nourrissant que la viande; mais, pour que la digestion en soit facile, il ne faut les laisser cuire que médiocrement. Il n'y a point d'aliment qui soit susceptible de préparations si variées. Les œufs frais sont les meilleurs : les cuisinières les reconnaissent en les mirant. On peut les conserver dans des caisses en les couvrant d'un mélange de sable, de poudre de charbon et de sel. Pour les voyager on les emballe dans de ballès d'avoine; mais le mouvement des voitures est nuisible à leur conservation.

Les fruits mûrs ou en compote. — Les fruits sont la nourriture presque unique de certains peuples des pays chauds. Ce n'est point sans raison que Dieu les fait croître et mûrir pendant les chaleurs de l'été. Cependant ils ne sont point de nature à fournir une alimentation réparatrice, ils affaiblissent plutôt ceux qui en font un usage immodéré. L'abus des fruits aigres ou verts peut causer des affections graves des voies digestives. Mais l'usage des fruits bien mûrs, quand on s'en nourrit concurremment avec d'autres substances, est favorable à la santé. Le raisin de bonne qualité est rafraîchissant, et convient à la plupart des estomacs. La pêche, naturellement un peu indigeste, devient délicieuse avec le sucre et le vin. L'orange, dans nos pays, est rarement bonne, mais nous avons, pour les remplacer, plusieurs espèces d'excellentes pommes et de poires délicieuses qui se conservent pendant une partie de l'hiver et donnent un aliment aussi délicat que sain. Une bonne ménagère ne saurait manquer de s'en approvisionner. Les fraises et les framboises sont lourdes et rendent quelquefois malade ; il faut les manger au vin. Les cerises et les groseilles sont éminemment rafraîchissantes mais elles donnent la diarrhée quand on en abuse. L'abricot et la prune donnent un aliment léger. La figue est nourrissante et agréable au goût. Le melon ne mérite peut-être pas le reproche qu'on lui fait d'être fiévreux, mais c'est un aliment aqueux qui n'est pas facilement supporté par tous les estomacs. — Presque tous les fruits acquièrent des qualités nouvelles quand ils sont cuits en *compote*, comme la marmelade d'abricots, de pommes, la gelée de groseilles, les pruneaux secs : ils sont ainsi plus faciles à conserver et deviennent une précieuse ressource pour les enfants et les convalescents. — Le *sucre*, qui est extrait des tiges de la canne à sucre ou des racines de betterave, carotte, etc., se trouve répandu en grande quantité dans les fruits et jouit d'une partie de leurs qualités auxquelles il en ajoute de particulières. Nous en parlerons aux condiments, ainsi que du miel qui n'est qu'une confiture de fleurs préparée par les abeilles.

Des légumes verts et des herbes cuites. — Les parties des plantes potagères, dont on fait usage dans l'alimentation, sont les feuilles, les tiges, les racines et les fleurs. Toutes ces plantes, à l'exception du céleri, de l'artichaud et des salades, se mangent cuites : elles sont peu nourrissantes, mais d'une facile digestion. On les associe à d'autres aliments pour leur communiquer un goût agréable. Les services rendus à bord des navires, dans les armées en campagne et dans les salles d'hôpitaux par les légumes verts, sont immenses. Beaucoup de familles et certains ordres religieux en font, avec le pain, la base de leur alimentation. C'est une nourriture très-convenable pour les convalescents et les gens peu occupés. Les petits haricots, les pois verts, le chou, le navet, la carotte, l'épinard, l'asperge, le salsifi, sont les aliments les plus sains qu'on puisse trouver. Les salades, les artichauds et le céleri, doivent être défendus aux convalescents. Toutes les ménagères savent faire des conserves de légumes frais. La choucroute, la chicorée, l'oseille, les petits haricots, offrent, pendant l'hiver, des ressources variées et sont fort recherchés. C'est ordinairement par une demi cuisson ou une sorte de fermentation qu'on parvient à les empêcher de se gâter.

Le poisson présente une classe d'aliments fort recherchés des gourmets et fort recommandés par les médecins aux convalescents. Il ne faut pas oublier cependant que ses qualités varient avec les lieux qu'il habite. On divise les poissons, par rapport à l'hygiène, en quatre classes : 1° le poisson à chair blanche et d'une digestion facile, tel que la truite, la perche, le merlan, la limande, le turbot, la sole, l'éperlan; parmi les mollusques je rangerai l'huître dans la même catégorie; 2° les poissons gras, d'une nutrition plus riche, mais indigestes : l'esturgeon, le saumon, l'alose, le maquereau, le thon, le brochet, la carpe, la brême, le goujon; 3° les poissons très-gras et indigestes : l'anguille, la murène, la lamproie; et parmi les mollusques et les crustacés, l'escargot des vignes, les écrevisses, le homard, la langouste, les crabes. Il n'y a guère que les personnes douées d'une grande puissance digestive, qui puissent en manger beaucoup sans danger; 4° les poissons qui sont quelquefois vénéneux, tels que les œufs de turbot, de brochet, de lamproie, la sardine, le hareng, les anchois, et, parmi les mollusques, les moules dont il est bon de n'user qu'après s'être bien assuré de leurs qualités. — Le poisson était prohibé, comme aliment, chez les Egyptiens. Les Juifs ont la même répugnance. Platon conseille aux jeunes gens et aux soldats de n'en pas manger. Cet aliment se putréfie vite et devient alors très-dangereux. Pour le conserver, il faut le fumer, le saler, ou le préparer à l'huile; ces préparations font perdre au poisson ses propriétés d'aliment léger.

La volaille. — Les oiseaux de nos basse-cours sont le coq, le dindon, la pintade, le canard, l'oie et le pigeon. De même qu'il n'est personne qui ne puisse, dans un petit jardin convenablement cultivé, ramasser assez de légumes pour l'entretien d'une famille, il n'y a pas à la campagne une ménagère qui ne puisse élever quelques poules, quelques pigeons et même de plus grosses pièces. La volaille donne une excellente nourriture, aussi vivifiante, et plus agréable au goût que la viande de boucherie, et dont le prix de revient est presque nul, puisque la plupart de ces oiseaux, au moins dans la belle saison, trouvent leur vie dans les champs. Le poulet a une chair tendre, délicate et tout à fait favorable aux estomacs débiles. On doit de préférence le manger rôti à la broche. La poule donne, mêlée à un peu de viande de boucherie, un excellent bouillon. Les chapons sont très-appréciés des gourmets. La pintade et le dindon, qui ont également la chair blanche, sont des aliments légers et de bon goût. Le canard, le pigeon et l'oie, dont la chair est noire, sont plus difficiles à digérer. On prépare, avec le canard et l'oie; des conserves délicieuses, et la graisse d'oie est la plus délicate que l'on puisse employer en cuisine.

La viande de boucherie mêlée en quantité convenable au pain, aux légumes, aux fruits, doit être introduite dans la nourriture de tous ceux qui se livrent à un travail pénible. L'ouvrier qui mange de la viande dépense, il est vrai, un peu plus pour se nourrir que celui qui n'en mange pas, mais il fait beaucoup plus d'ouvrage et se fatigue moins, ce qui est une suffisante compensation. Dans l'ordre de la facile digestion, je citerai en première ligne le veau, pourvu qu'il ait dépassé trois mois; le bœuf, qui est la principale viande de boucherie dont on fasse usage dans le nord et qui est la base du pot au feu, cette partie si essentielle du dîner de famille; le mouton qui, à la longue, produit sur l'organisme une excitation générale; le cheval mort d'accident, qui donne une bonne nourriture; la chèvre et le bouc qui ne sont guère usités; enfin le porc qui est nourrissant au suprême degré et n'a d'autre défaut que d'être indigeste. Dans la viande de boucherie, toutes les ménagères savent que certains morceaux sont meilleurs pour le potage, certains autres en rôti, et d'autres en sauces. Il n'est pas inutile de leur rappeler que l'accommodage change souvent la qualité des mets au point de vue de la santé comme du goût. Les sauces très-épicées doivent en général être rejettées. Les ragoûts, où de bons légumes sont abondamment mêlés à la viande, sont les plus sains. — On s'est demandé souvent si les animaux morts de maladie pouvaient être utilisés pour la nourriture. Malgré les respectables autorités qui n'y voient pas d'inconvénient capital, je conseillerai d'une manière générale de rejetter cette nourriture. Il n'en est pas de même, bien entendu, des animaux morts d'accident, ou de météorisme qui n'ont rien de repoussant. — Il y a plusieurs procédés de conservation pour les viandes : le fumage et la salaison sont les principaux. Je dirai d'une manière générale que ces préparations rendent la chair encore plus indigeste qu'elle ne l'était auparavant. On fait cependant à la campagne une très-grande consommation de porc salé qui, dans certaines contrées, fait une partie indispensable de la nourriture des travailleurs. Sans bannir absolument cette pratique, je crois qu'on ferait très-bien d'en diminuer l'emploi au profit de la viande fraîche qui ne coûte pas plus cher et nourrit infiniment mieux. Quant à la charcuterie, il faut éviter d'en faire abus.

La graisse de porc est, avec le beurre et l'huile, la base d'une foule de préparations alimentaires. Après l'avoir fait fondre à un feu doux, on la conserve dans des vases de grès que l'on doit avoir soin de placer dans un lieu sec. La présence de la graisse, surtout dans les fritures, rend les aliments un peu lourds, mais elle leur communique un goût qui flatte le palais.

La venaison de plume et de poil constitue une nourriture de haut goût qui ne convient ni pour la table habituelle ni pour l'alimentation des estomacs faibles. Je crois avoir expérimenté sur moi-même à peu près tous les gibiers, le lion, l'autruche, la panthère, la gazelle, le cerf, le chevreuil, le sanglier, le lièvre, le lapin, le faisan, la perdrix, la bécasse, la caille, la grive, et si j'en excepte quelques petits oiseaux qui, rôtis avec de certaines précautions, donnent une nourriture agréable et inoffensive, je crois que tous ces mets, si recherchés des gourmands, peuvent et doivent, sans le moindre regret, être abandonnés à la table des gens blasés. Jamais aucun d'eux ne vaudra une bonne volaille ou un morceau de viande de boucherie pour l'homme qui travaille, ni pour celui qui a besoin de veiller sur sa santé. — C'est un abus énorme parmi les chasseurs de manger le gibier trop fait : il acquiert promptement, par la putréfaction qui s'y développe quand on le garde plusieurs jours, des propriétés nuisibles, il devient même quelquefois un véritable poison. Dans tous les cas, le rôtissage est le meilleur mode de préparation du gibier.

Le pain est la base de la nourriture des Européens, des Français surtout; et nous sommes tellement accoutumés à en user à tous nos repas, qu'il nous paraît difficile de comprendre comment on peut vivre sans en manger. Il n'entre pas dans le plan raccourci de cet ouvrage d'expliquer comment le pain se fabrique. C'est un mélange de farine et d'eau convenablement salé, pétri, levé et cuit au four. On peut faire du pain avec toutes les espèces de blés cultivés dans nos pays, le froment, le seigle, l'orge, l'avoine, le blé de Turquie, le blé noir. Le plus beau est celui de froment, le plus rafraîchissant celui de seigle ; on les mêle souvent entre eux. Avant de mettre en pain le blé moulu, on a coutume de séparer le son de la farine. Cette opération enlève environ un cinquième du poids. Elle procure un pain plus beau à l'œil, plus agréable au goût, mais elle n'est pas absolument indispensable, suivant certains chimistes, à la bonne qualité du pain. Il n'en est pas de même des farines qui contiendraient du blé rouillé, de l'ergot de seigle, de la nielle, de l'ivraie, même de la ravenelle. Plusieurs de ces graines mêlées au pain engendrent des maladies dangereuses dont les plus communes sont l'ergotisme et la pellagre. Par le pétrissage on mêle à la farine cinquante pour cent d'eau chaude et une petite quantité de levain et de sel. Il faut pour que le pain cuise, que le four marque de 250 à 280 degrés, et cent kilog. de farine de première qualité donnent en moyenne cent trente ou cent cinquante kilog. de pain. — On connaît que le pain est bon lorsque la croûte est d'un beau jaune, ferme et cassante, la mie élastique, fournie d'yeux en grand nombre, l'odeur agréable et la saveur appétissante. Mangé chaud, il est indigeste, ne formant encore dans cet état qu'une espèce de pâte chaude chargée d'eau : en séchant il devient plus facile à digérer. Le pain ne se conserve guère plus de quinze jours. — Je n'ai pas besoin de dire que le pain de froment est le plus nourrissant de tous, et le plus facile à digérer. Viennent ensuite le pain de seigle, d'orge, de blé de Turquie, etc. Il n'est pas bon de faire son repas avec du pain seul. Quoique cet aliment soit extrêmement riche, il ne contient pas toutes les matières premières dont le corps a besoin pour son entretien. Il faut autant que possible y joindre de la viande, ou du moins des légumes accommodés au gras, et des fruits.

A côté du pain se placent pour les gens riches les fécules qui, sous divers noms, sont vantées dans les journaux et les prospectus; le villageois devra se méfier de ces produits dont le principal mérite est sur la couverture, et les remplacer par de la soupe qui est l'aliment économique et bienfaisant par excellence et dont chacun devrait manger une ration au moins une fois par jour.

Je n'en dirai pas autant des crêpes, des beignets, des nouilles, des tartes, des bouillies, des galetous et galettes de blé noir, maïs ou millet, et en général de toutes les pâtisseries à base de graisse et d'œufs dont le moindre défaut est de peser comme du plomb sur l'estomac de ceux qui les mangent.

Les pommes de terre et les châtaignes sont des aliments rustiques qui abondent partout. Ni l'une ni l'autre, la pomme de terre surtout, ne pourrait constituer seule une nourriture bien fortifiante et réparatrice ; mais associées aux viandes, aux matières grasses et au lait elles donnent à bon marché un aliment sain et toujours très-agréable au goût.

Les légumes secs tiennent la dernière place parmi les aliments de facile digestion. Ils en occupent une beaucoup plus honorable si l'on considère leur pouvoir nutritif; car, à part le riz, qui se rapproche de la pomme de terre et lui est peut-être inférieur, la plupart des légumes secs, haricots, pois, lentilles, prennent le pas même avant le pain, et se rapprochent presque de la viande. Ils ont malheureusement l'inconvénient d'être d'une digestion extrêmement pénible et de ne pouvoir convenir qu'aux estomacs les plus robustes.

II. *Boissons.* — Les liquides, entrant pour plus de moitié dans la composition totale du corps humain (1), on n'a pas de peine à concevoir qu'outre l'eau, qui se trouve mêlée ou partie constituante de tout ce que nous mangeons, il soit nécessaire d'introduire directement des liquides dans l'économie pour apaiser la soif, comme on apaise la faim par les aliments. Il ne faut pas à l'homme adulte moins de deux kilogrammes d'eau par jour en y comprenant celle qui est contenue dans les aliments. C'est un peu moins que la quantité qui s'échappe de son corps par la peau, le poumon ou les urines, mais on admet qu'il se forme en

(1) Le corps humain contient 75 parties d'eau et 25 de matières solides supposées desséchées. (Béclard : *Physiologie*.)

nous une petite quantité d'eau de toutes pièces au moyen des gaz de la respiration qui en contiennent les éléments. La quantité des boissons absorbées est d'ailleurs soumise à des fluctuations nombreuses qui dépendent de la nature des aliments et de l'abondance des transpirations. Les principales boissons sont l'eau, le vin, la bière, le cidre, les liqueurs alcooliques, le café, le thé, le chocolat, etc.

L'eau est la boisson par excellence. C'est la seule qui soit habituelle aux cinq sixièmes du genre humain, et je n'ai jamais entendu dire qu'elle fut inférieure au vin ou à la bière pour le maintien de la santé. Il faut avouer toutefois que les boissons fermentées donnent plus d'énergie aux travailleurs et que quelques-unes d'entre elles favorisent la convalescence des gens affaiblis. On fait généralement usage des eaux de pluie, de fontaine, de rivière, de puits ou de marais. Parmi celles-ci, les eaux de pluie sont les meilleures quand elles sont nouvelles et bien conservées, les eaux de fontaine viennent ensuite, celles de rivière en troisième lieu. — On reconnaît une bonne eau à boire quand elle est incolore, limpide, inodore, dépourvue de saveur fade, salée ou acerbe. Elle doit cuire les légumes secs, dissoudre le savon, et conserver sa transparence pendant qu'on la fait bouillir. En un mot, l'eau est d'autant meilleure qu'elle est plus aérée et moins chargée de substances étrangères. — L'usage des bonnes eaux entretient la liberté du ventre, facilite la digestion, prévient la carie des dents, les maladies de la vessie et donne de l'appétit. L'usage des eaux vicieuses engendre le goître, la diarrhée, les fièvres. Des empoisonnements ont été produits par des eaux qui avaient coulé longtemps dans des tuyaux de plomb. J'ai vu la diarrhée survenir à la suite de l'usage de certaines eaux de puits, dans lesquelles, à la lumière on apercevait une foule de petits vers presque microscopiques. La répugnance que l'on éprouve à boire l'eau verdâtre des mares ou l'eau croupie des citernes est un avertissement de la nature qui nous porte à fuir ce qui doit nous être nuisible. On remédie à ces inconvénients par la clarification. — Le filtre le plus simple et le moins dispendieux que je connaisse est le suivant : prenez une vieille barrique que vous défoncez par les deux bouts et mettez une fonçure garnie de trous au milieu. Vous mettez par-dessus une couche de laine, une couche de charbon et une couche de sable. Vous plongez votre barrique dans l'eau d'une mare ou d'un étang, et au-dessus du sable vous obtiendrez de l'eau pure à mesure que vous en enlèverez. — Comme boisson habituelle, l'eau fraîche, à la température de dix à douze degrés, est celle qui convient le mieux. Il est dangereux de boire de l'eau très-froide ou glacée quand on a chaud : il est également imprudent d'en boire de grandes quantités à la fois. Les habitants des pays très-chauds ne boivent jamais entre leurs repas. Ce serait une excellente habitude à introduire dans nos contrées. On conseille généralement de mêler un peu de sucre, de vin ou de café à l'eau que l'on veut boire entre les repas. J'ai expérimenté souvent le mélange du café à l'eau froide et je m'en suis très-bien trouvé. Il n'est pas prudent d'employer l'eau chaude pure en boisson, elle est d'une digestion difficile.

Le vin est, comme tout le monde sait, une boisson fort recherchée, non-seulement à cause de son goût, mais aussi à cause de ses propriétés fortifiantes et digestives. On a dit que c'était le lait des vieillards, c'est aussi l'avoine des travailleurs. Un ouvrier qui peut boire par jour un demi-litre de vin sera certainement plus actif que s'il n'a que de l'eau pour boisson. La culture de la vigne qui donne le vin est très-répandue en France, et notre pays a le privilége de produire le meilleur vin du monde. Les chimistes soutiennent que le vin qui donne le plus d'énergie est celui qui contient le plus d'alcool dont la proportion varie entre 6 et 20 pour 100. Cette idée n'est pas partagée par la médecine, pour qui un vin de bon goût, vieux et de belle qualité, est presque toujours préférable à un gros vin bleu très-alcoolisé. Les grands vins de table de Bourgogne, de Bordeaux, de l'Hermitage, de Saint-Georges, de Périgord, de Mâcon, de Baune, de Sauternes, de Chably, de Roussillon, de Saumur, de Pouilly, de Grave, ne sont destinés qu'à la table des riches. Le villageois s'en console en pensant avec raison que ces vins sont ceux qui tentent le plus les falsificateurs, tandis que les vins du pays, plus naturels et moins coûteux, sont infiniment plus favorables à la santé. Presque tous les vins naturels sont salutaires et peuvent devenir agréables quand on les traite convenablement. Choisir le grain bien mûr, avoir de bonnes espèces, suivre des procédés intelligents de manipulation, c'est le moyen de réussir presque toujours à fabriquer de bons vins. *Vina probantur odore, nitore, sapore, colore*; on reconnaît les bons vins à l'odeur, la limpidité, la saveur et la couleur, dit l'école de Salerne. Toutes ces qualités s'accroissent par l'âge : c'est donc un luxe utile et un argent bien placé que celui que l'on emploie à garnir sa cave. Mais autant le bon vin est précieux, autant sont nuisibles à la santé ces vins épais et frelatés dont les moindres défauts sont d'être alcoolisés, piqués, acides, futés, poussés, gras, tournés ou troubles, et dont la plupart n'ont du vin que la couleur. — En ajoutant de l'eau en plus ou moins grande quantité au marc de raisin, les vignerons obtiennent encore une boisson légère nommée piquette, qui est à la fois saine et agréable.

Le cidre est le jus fermenté qu'on extrait des pommes ou des poires. Il est moins riche en alcool que le vin. C'est une boisson acide qui ne convient pas à tous les estomacs et gâte les dents, mais on s'y accoutume facilement. Le bon cidre doit être d'un jaune clair et pétillant. On commence à le boire presque aussitôt qu'il est fait. Quand on le met en bouteilles il devient mousseux comme le vin de Champagne, mais il ne se conserve que deux ou trois ans et ne s'améliore pas en vieillissant, comme le vin.

La bière qui a pour base l'eau, l'orge germé et le houblon est une boisson fort répandue dans les contrées du Nord où la vigne ne fructifie pas. Elle contient, suivant son mode de préparation, de 1 à 10 pour 100 d'alcool. C'est une boisson assez salubre, qui, prise aux repas, agit sur l'estomac en l'excitant légèrement. Elle est moins dangereuse à boire que l'eau pure entre les repas, quand on est tourmenté par la chaleur; mais il est nuisible d'en avaler des quantités énormes comme font certaines personnes. L'abus de la bière rend obèse et prédispose aux maladies des voies urinaires. — On peut préparer une bière très-économique avec les racines de chiendent. On les coupe, et après les avoir nettoyées et séchées, on les fait bouillir avec du houblon et de la mélasse. On ajoute de la levure, on laisse fermenter, et on entonne. Au bout de quinze jours, on peut tirer à clair.

Liqueurs distillées. — Les liqueurs fermentées et distillées, comme l'eau-de-vie, le genièvre, l'absinthe, dit avec raison Royer-Collard, ne sont jamais

9

nécessaires pour qui que ce soit, excepté pour quelques individus, chez lesquels l'habitude a créé des besoins factices. Les amateurs intempérants de la goutte du matin, qui, disent-ils, chasse le mauvais air, sont toujours les premiers pris dans les épidémies de choléra. Les buveurs habituels d'absinthe voient progressivement diminuer leurs facultés intellectuelles et arrivent en peu d'années à la folie et au tremblement convulsif. Notre armée d'Afrique en offre de continuels exemples. Je ne veux certainement pas prohiber ces innocentes liqueurs de ménage qu'on boit en signe de réjouissance à certaines époques de l'année, mais je ne saurai trop m'élever, de concert avec les moralistes, contre l'usage des liqueurs fortes. C'est la manière, à mon avis, la plus funeste de dépenser sa santé et son argent.

Boissons économiques. — Avec la moitié de l'argent que certains chefs de famille emploient sottement chaque dimanche au cabaret, il serait facile de fabriquer une boisson digestive, fortifiante et économique qui donnerait du bien-être à la maison. Voici une des nombreuses formules qui ont été publiées à ce sujet, elle est due à Barruel. Prenez : eau, 100 litres; vinaigre, un demi-litre ; cassonnade, neuf livres ; fleurs de violettes sèches, 60 grammes ; fleurs de sureau sèches, 40 gr.; fleurs de houblon sèches, 40 gr.; levure de bière, 12 gr. ; faites bouillir vingt litres de cette eau, jettez-y les fleurs, laissez le tout sur le feu cinq minutes, passez l'infusion à travers un linge, versez-la dans un tonneau avec la cassonnade, le reste de l'eau, le vinaigre et la levure ; agitez avec la main, bouchez et laissez reposer quatre jours, puis mettez en cruches ou en bouteilles. Cette boisson revient à dix centimes le litre.

Le *café* est l'infusion dans l'eau bouillante de la graine d'un arbuste originaire d'Arabie, qu'on a préalablement eu soin de griller et de réduire en poudre. Pour que le café possède toutes ses propriétés, il faut qu'il soit moulu peu de temps avant de le faire infuser, et pris chaud immédiatement après qu'il a été préparé (1). Cette boisson a des propriétés nutritives très-développées, et de plus elle ranime la force et le courage. L'usage du café est répandu dans presque tous les pays, mais il ne saurait l'être assez. Depuis que dans l'armée française on a remplacé l'eau-de-vie par des rations de café, les médecins militaires ne cessent de s'applaudir de cette mesure qu'ils ont provoquée. Le soldat préfère le café au bouillon pour manger le biscuit. Son usage qui augmente la température du corps et excite légèrement l'intelligence lui permet de lutter contre le froid et l'ennui. Mêlé en petite quantité à l'eau potable, il en détruit les propriétés nuisibles et désaltère parfaitement. J'ai suivi ce précepte pendant mes longs voyages dans les pays inhabités, et je ne cesserai de le recommander de préférence à tout autre liquide aux cultivateurs qui travaillent aux champs pendant la chaleur de l'été. Mêlé au lait chaud, le café forme la base du

(1) Dr Chicou : *du Café*, Thèse de Paris.

repas du matin d'un très-grand nombre de femmes et d'enfants. Pris noir après un repas copieux, il facilite la digestion. C'est un abus que de mêler au café de la chicorée ou toute autre substance.

Le thé est l'infusion dans l'eau bouillante de feuilles torréfiées d'un arbuste de Chine. Il existe dans le commerce plusieurs variétés de thé. C'est toujours la même feuille préparée de diverses manières. L'usage de cette boisson est peu répandu dans les campagnes, et il n'y a aucun bon motif pour chercher à l'introduire. Le thé ne nourrit point ou presque point ; la qualité d'être une boisson agréable est son principal mérite.

Le chocolat est au contraire une boisson alimentaire d'une grande puissance. Sa base est l'amende de cacao convenablement broyée et mélangée avec du sucre et quelques aromates. On le prépare au lait ou à l'eau. Ce serait un aliment de plus à introduire dans l'alimentation des ouvriers si son prix très-élevé ne le rendait inaccessible à beaucoup de bourses. Il convient aux personnes affaiblies qui ont besoin d'une nourriture réparatrice.

III. *Condiments.* — On a donné ce nom aux substances qui servent à l'assaisonnement de la nourriture. Les limites qui séparent cette classe des deux précédentes ne sont pas bien nettement définies, car il y a des condiments qui sont aussi alimentaires que les boissons et les substances étudiées ci-dessus, mais on leur reconnaît pour rôle spécial celui de stimuler les organes du goût et de la digestion. On pourrait dire encore avec M. Levy : « L'aliment, la boisson, le condiment sont les ingrédients d'une substance unique qui correspond aux besoins multiples de la réparation organique : l'aliment aux matériaux solides du sang, la boisson à ses parties liquides, les condiments à ce qu'il y a de dynamique dans l'acte de chymification. » Nous passerons brièvement en revue le sel, la graisse, le beurre, l'huile, le sucre, le miel, les truffes, les champignons, les oignons, l'ail, les achars, la moutarde, les cornichons, les olives, le poivre, le piment, le girofle, la cannelle, etc.

Le sel est le condiment le plus important et le plus universellement répandu. La nature, en le mettant à la portée de tout le monde, car on le trouve en carrière dans l'interieur de la terre, en montagnes à sa surface, et en liquide dans l'eau de la mer d'où on le retire par évaporation, a voulu répondre à un des premiers besoins de la vie. Il rend agréable au goût une foule d'aliments qui, sans lui, paraîtraient insipides. Beaucoup d'animaux le recherchent, et son usage communique à leur chair des qualités particulières. Il fait partie de la composition du sang, et exerce sur la digestion une action très-directe. Il faut cependant en user avec ménagement, l'abus du sel déterminerait des inflammations. Dix à quinze grammes tout au plus par jour forment la ration qui doit entrer dans nos aliments. On se sert en économie domestique du sel et de l'eau salée pour la conservation d'une foule de substances, viandes, légumes, fromages, etc.

La graisse, le beurre et l'huile, qui sont les condiments gras, ont pour propriété de modifier agréablement et de varier le goût des aliments en les cuisant ou en les assaisonnant. Ce sont trois substances qui ont surtout une action importante sur la respiration et la chaleur animale. On a remarqué que dans les pays froids on en faisait un usage beaucoup plus grand que dans les autres contrées. Les Esquimaux boivent l'huile de baleine. Les Russes mettent dans tous leurs plats des quantités repoussantes de suif. Les Anglais mangent leurs viandes grillées avec des flots de beurre fondu. Parmi les graisses du commerce, celles de porc et d'oie sont les plus recherchées ; mais la graisse de mouton, de veau, etc. pourrait également servir à la campagne, il faut fondre soi-même sa provision. — Le beurre, dont il a déjà été question, se trouve dans le lait de vaches et de brebis en quantité assez grande pour qu'on puisse l'extraire. Il est meilleur frais que salé ou fondu. En vieillissant il devient rance et répugne au goût. Les huiles sont produites par les fruits ou les graines de certaines plantes, les meilleures sont celles d'olives, de pavot et de noix. En faisant préalablement brûler l'huile de colza on lui retire son goût âcre, et elle devient propre à la cuisine. Les huiles d'amandes, de noisettes, de faînes sont peu usitées en cuisine. Celle de chènevis ne vaut rien. La bonne huile doit être limpide en été, trouble en hiver, et d'une saveur franche. Celle d'olives est verdâtre quand elle est pure; celle de pavot, blanche; celle de noix, jaune. Il n'y a point d'inconvénient à les mélanger ensemble. Les mets à l'huile sont préférés dans le midi, ceux à la graisse dans l'est, ceux au beurre dans le nord et l'ouest de la France. Je pense que le beurre doit être préféré pour les convalescents, parce qu'il est plus léger et plus facilement digéré.

Le sucre est un condiment dont l'usage tend à s'accroître tous les jours. On l'obtient, comme chacun sait, en faisant cristalliser le suc clarifié des cannes à sucre, des betteraves, des courges, etc.

Le sucre est à la fois comme la graisse, un condiment et un aliment. Associé aux légumes, il en augmente la digestibilité; mélangé aux fruits acides il les rend meilleurs. Il jouit de la propriété de conserver les substances avec lesquelles on le fait cuire, comme les sucs de fruits qu'il transforme en sirops et en confitures. Mais ce sont là des aliments de luxe dont le villageois peut aisément se passer. J'ajouterai qu'il ne faut pas abuser du sucre pour les tisanes des malades, surtout dans les affections inflammatoires, et qu'il faut l'employer le moins possible, soit en bonbons, soit sous la forme cristalline, parce qu'il agit alors sur les dents comme une meule, et les use promptement. — Les anciens remplaçaient le sucre par le miel. Nous sommes tombés dans l'excès contraire. Le miel a des vertus laxatives qui le rendent bien préférable au sucre pour sucrer les tisanes rafraîchissantes. Il plaît beaucoup aux enfants, et c'est une excellente nourriture. Il jouit, comme le sucre, de la propriété de conserver les substances auxquelles on le mêle. Les meilleurs miels de France sont ceux de Narbonne, du Gâtinais et de Chambéry. — On falsifie quelquefois le sucre avec de la chaux, et le miel avec de la farine, mais ces fraudes grossières sont faciles à découvrir. D'ailleurs, il est si facile à la campagne d'élever des abeilles, que chacun doit récolter dans son verger sa provision de miel.

Les truffes et les champignons sont recherchés à cause de leur goût délicat. Au point de vue de l'hygiène, les truffes sont un manger détestable, lourd, échauffant et sans qualité nutritive. On fera donc bien d'abandonner ce condiment aux gens des villes qui les paient à très-gros prix. Je pourrais presque en dire autant des champignons, dont quelques personnes, surtout en Limousin, en Périgord et dans le Languedoc, font un véritable abus pendant tout l'automne. C'est une nourriture spongieuse et qui fatigue beaucoup l'estomac. Un autre inconvénient des champignons, c'est que beaucoup d'entre eux sont vénéneux et qu'il n'est pas facile de les reconnaître. Chaque année les journaux de médecine enregistrent des cas nombreux d'empoisonnement par ce cryptogame. Il est toujours prudent de passer les champignons que l'on veut manger par l'eau vinaigrée avant de les faire cuire. Cette précaution détruit une partie du principe malfaisant. Les espèces comestibles les plus connues sont le bolet ou ceps, la morille, l'agaric couleuvré, l'agaric mousseron, l'oronge et l'agaric rosé connu à Paris sous le nom de champignon de couche et qui est de tous le plus innocent.

Les condiments stimulants, qui sont le poivre, le piment, la moutarde, le raifort, l'ail, l'oignon, le persil, la ciboule, le girofle, la cannelle et la noix muscade, pris en petite quantité, activent la digestion, mais leur usage un peu abusif cause des irritations et des inflammations plus ou moins intenses de l'estomac. Le poivre, par le principe âcre qu'il contient, exerce une action très-irritante sur cet organe (1). La moutarde est un véritable sinapisme intérieur. L'ail et l'oignon n'ont pas de si graves inconvénients, il paraît même qu'ils ont la propriété de préserver de certaines maladies.

Les condiments acides sont le vinaigre, lé verjus, le citron, le cornichon, l'achar, les capres. Ces préparations, dont les femmes et les enfants sont si friands, ne doivent être employées qu'avec mesure. L'abus de la salade trop vinaigrée est nuisible ; les achars que l'on fabrique en faisant confire dans le vinaigre divers légumes, donnent du goût au bouilli. Il faut se méfier des cornichons verts : car les marchands leur donnent cette couleur avec le vert-de-gris. En somme, on peut user sobrement, mais il ne faut jamais abuser de ces excitants qui n'ont par eux-mêmes aucune vertu alimentaire.

Je ne terminerai pas sans dire un mot de l'heure et de la composition des repas. C'est un abus de faire beaucoup de repas : c'en est un autre de n'en

(1) Rossignol : *Hygiène militaire.*

faire qu'un et même deux. Pour les gens qui travaillent, il faut trois repas, un le matin, un à midi et un le soir. Pour les enfants, il en faut quatre. La soupe doit être la base du repas du matin : on la fait au gras ou au maigre avec beaucoup de légumes. C'est un plat dont on ne se lasse jamais. Il suffira de manger de la viande une fois par jour, à midi, par exemple; et le soir des légumes et des fruits. La superfluité des plats ne sert qu'à embarrasser l'estomac. Un bon plat bien préparé, et après lui un peu de fromage ou un fruit doivent suffire. Si l'on peut y joindre un peu de vin, la santé s'en trouvera dix fois mieux que d'un festin à plusieurs services.

V

Travail et profession.

Utilité du mouvement pour la santé. — I. Profession agricole. — II. Grandes industries. — III. Petites industries. — IV. Militaires et employés analogues. — V. Professions intellectuelles. — VI. Gens sans profession.

Le travail est la condition de l'homme sur la terre, mais le choix d'une profession n'est point une chose facile. Si le travail est utile, nécessaire même à tout le monde, il y a certaines conditions de tempérament, d'intelligence, de position sociale qui s'opposent à ce que chacun suive la même carrière. Heureux ceux à qui le sort permet d'exercer une profession manuelle à l'air libre.

« L'inaction absolue, dit M. Rion, si elle était possible, aurait sur l'organisme les effets les plus désastreux, elle engendre le rachitisme, l'amaigrissement, la paralysie et amène la fin prématurée de l'individu. Au contraire, le mouvement est un puissant auxiliaire de la santé ; il fortifie le corps, entretient l'appétit, active la circulation du sang, maintient une douce chaleur dans l'économie et contribue puissamment au développement de l'intelligence et à la netteté des idées. Aussi voyons-nous les animaux libres obéir sans cesse à cette impulsion : les oiseaux en sautant constamment de branche en branche, les quadrupèdes sauvages en parcourant les plaines pour y chercher leur subsistance. L'homme seul, parqué dans les villes par les servitudes de la vie, sacrifie trop souvent au devoir les instincts de la nature. — La collection des ouvriers de chaque métier, ajoute M. Levy, forme une grande individualité. A chaque classe de travailleurs, leur atmosphère, leur régime, leurs mœurs, leurs maladies, leur moyenne de vie; mais le superflu et le luxe n'ajoutent rien aux chances de longévité. Une grande abondance de biens n'est souvent qu'un moyen facile de satisfaire ses passions et de se livrer à des excès de tout genre. L'état le plus favorable pour une population est celui qui assure la satisfaction de ses besoins, sans l'entraîner hors des limites de la tempérance, et c'est en général ce qui se rencontre plutôt dans les pays agricoles que dans les cantons industriels. »

La population, en France, se divise de la manière suivante : agriculteurs, 15,000,000 ; grandes industries, 3,000,000 ; petites industries, 4,000,000 ; professions libérales, 3,000,000 ; militaires et employés analogues, 1,000,000 ; sans profession, 10,000,000.

I. *Agriculture.* — Depuis quelques années la profession agricole reprend la place honorable qu'elle mérite, et que la convoitise lui avait fait perdre. On cesse de jeter dans les villes des masses de jeunes gens robustes et intelligents qui, alléchés par la fausse promesse d'un salaire un peu plus fort, venaient chaque année se corrompre et s'éteindre dans la fange des manufactures. Ce sont maintenant les enfants des villes qui sentent le besoin d'émigrer à la campagne, depuis que l'augmentation du prix des denrées alimentaires permet aux cultivateurs de payer convenablement leurs employés et de leur donner un bien-être en rapport avec la peine qu'ils se donnent. Quelque imparfait qu'il soit encore, le régime de nos paysans est en voie d'amélioration : l'habitation est plus vaste, plus commode, mieux aérée ; le vêtement plus doux, plus chaud, plus élégant. Les travaux sont, il est vrai, quelquefois excessifs, mais que de bonnes soirées de repos et de plaisirs dans ces fêtes du travail qu'on appelle les vendanges, les moissons, les fauches. A la campagne, avantage immense, les travaux ne manquent jamais, il y en a pour tous les âges, tous les sexes, toutes les énergies : l'enfant garde les troupeaux; le vieillard veille aux granges, aux écuries, au potager ; la femme à la cuisine, à la laiterie, à la basse-cour ; le robuste gars conduit les attelages, laboure, sème, récolte, tandis que le père de famille va aux foires, tient les comptes et prend toutes les mesures pour accroître les bénéfices de l'entreprise commune.

II. *Grandes industries.* — Jusqu'à ces dernières années, les professions les plus à plaindre, au point de vue de l'hygiène, étaient celles des ouvriers employés aux grandes industries. Ces populations faibles, chétives, courbées sur leur métier, élevées à l'ombre, en proie à une foule de maladies nées de leurs travaux, tourmentées par les passions des villes, précipitaient l'espèce humaine vers une rapide décadence. L'homme débauché, ivrogne, souffreteux ou découragé par les chaumages, s'abrutissait s'il ne prenait la vie en dégoût. L'ouvrière, mal payée, c'est-à-dire mal logée, mal nourrie, mal vêtue, languissait dans la gêne, ou succombait sur la pente rapide du libertinage. L'enfant, livré à l'exploitation avant que son corps se fut développé, vivait chétif ou mourait jeune. Cet état déplorable a éveillé l'attention des gouvernements; et aujourd'hui, grâce au zèle des administrateurs, grâce à l'émulation des chefs d'industrie, grâce aux conseils de l'hygiène et de la raison, des cités ouvrières s'élèvent: chaque ménage a une maisonnette, des meubles, un jardin; chaque couple d'ouvriers devient un ménage; chaque famille peut envoyer ses enfants à l'école, recevoir les soins d'un médecin, s'approvisionner à bas prix dans des magasins communs, et si le travail du jour est pénible, si le soleil manque pendant la semaine, au moins le repos du dimanche et la liberté des soirées et des nuits permet aux ouvriers d'être des hommes, d'avoir un cœur, une famille et de faire honneur à leur nom.

III. *Petites industries.* — A la campagne, les petites industries, épiciers, cabaretiers, forgerons, charpentiers, maçons, bouchers, boulangers, et, pour les femmes, couturières, blanchisseuses, sont généralement exercées par des individus un peu aisés, qui ont une maison, un jardin, un clos de vignes ou quelques hertares de terrain. Quoique parmi ces professions quelques-unes demandent un travail pénible, comme forgeron, maçon, charpentier, blanchisseuse, elles sont loin d'avoir les mêmes dangers que celles des villes, telles que les peigneurs de laine, les chapeliers, les couverturiers, les tourneuses de soie, les batteurs de crin, les boyandiers, les fondeurs de suif, les ouvriers en plomb, en cuivre, en mercure, les fabricants d'allumettes, les fabricants de produits chimiques, etc. Presque tous travaillent à couvert, et si j'en excepte les tisserands, aucun n'est obligé d'avoir un atelier insalubre. Quant à ces derniers, je ne saurais trop leur recommander de sortir tous les jours quelques instants au soleil. La même prescription s'applique aux couturières et généralement aux femmes qui travaillent assises sans se donner de mouvement.

IV. *Les militaires et employés analogues*

mènent une vie qui, à part même les cas de guerre ou d'émeutes, n'est pas exempte de dangers. La succession de travaux excessifs et de repos complet, de bien-être et de privations extrêmes, les expose plus que ne ferait une existence réglée de travaux journaliers et de sobriété habituelle. Il est indispensable de n'admettre sous les drapeaux que des hommes robustes, qui puissent lutter contre les causes nombreuses de maladie qui les assiége. Le mode de recrutement usité en France ne laisse rien à désirer sous ce rapport, en même temps que, réparti sur toutes les provinces, il arrache chaque année à la routine de leur pays une foule d'ouvriers qui vont se civiliser au frottement des villes, y développer leur intelligence, y prendre des idées de propreté, d'ordre, de soumission destinées à en faire de bons citoyens. Deux choses, cependant, dans l'armée, nous semblent demander une réforme radicale, ce sont la durée du service, qui est trop long, et les occupations du soldat qui ne sont pas assez professionnelles. Un homme, pendant les sept ans qu'il passe au régiment, perd le moment et l'âge favorable pour se marier, apprendre un état, et contracte le goût de la débauche des villes, si bien qu'on le voit rarement revenir chez les siens. De plus, il oublie dans le loisir des garnisons, l'habitude et l'amour du travail, il gaspille un temps précieux et apprend à mépriser les ouvriers qui sont ses frères. Faire exécuter à l'armée les grands travaux d'utilité publique, comme faisaient les Romains, comme ont fait nos aînés en Afrique avec de si beaux résultats, et diminuer le temps du service réel pour l'agrandissement du cadre des réserves : tel est le moyen simple d'obvier à ces inconvénients.

V. *Les professions intellectuelles* sont rares à la campagne, elles ne comprennent guère que le curé, le notaire, le médecin, le juge, le greffier et l'instituteur. Je ne leur répéterai point ici ce qu'ils savent déjà, qu'ils subissent les conséquences des travaux sédentaires du défaut d'air pur, des veilles prolongées, des positions vicieuses des corps et des erreurs de régime, et qu'ils sont sous l'influence constante de l'action nerveuse qui se développe en eux au détriment des autres organes. La sobriété, l'exercice et le choix d'aliments légers leur sont indispensables.

VI. *Gens sans profession.* — A défaut de travail obligé, ceux-ci doivent s'en créer un factice le plus conforme possible aux règles de l'hygiène. La marche au grand air est un des meilleurs exercices et des mieux en harmonie avec tous les âges, tous les sexes, toutes les constitutions. La gymnastique pour les enfants, les jeux actifs, au lieu d'être défendus, doivent être recherchés de préférence. La natation, qui développe la force musculaire, l'équitation, qui rend adroit et hardi, la chasse, l'escrime, doivent être recommandés aux jeunes gens; la danse et la promenade aux jeunes filles. Une course le matin dans la campagne, quand la nature se réveille, que l'air est imprégné des parfums de la végétation, cause de vives jouissances, inconnues aux habitants des villes, et procure, pour le reste du jour, un bien-être incomparable.

VI

Repos et plaisirs.

Le repos après le travail est un besoin naturel. — I. *Du sommeil* — lit — décubitus. — II. Repos du dimanche. — III. Oisiveté.

Le repos est la récompense naturelle du travail. C'est un besoin tellement impérieux que la volonté la plus énergique ou la nécessité la plus absolue ne peuvent soustraire à son influence. On a vu des hommes que le besoin de repos forçait à s'arrêter au milieu des neiges glacées où ils étaient certains de succomber; d'autres mourir subitement pour avoir dépassé les limites naturelles du travail, témoin ce soldat spartiate qui, après avoir parcouru, sans se reposer, une longue carrière, pour porter à ses concitoyens la nouvelle d'une victoire, tomba mort en remplissant sa mission. A chaque jour suffit sa peine, dit un vieux proverbe. De même que l'oisiveté est un vice qui fait tort à l'individu en accoutumant son corps à un bien-être que le moindre effort fait dégénérer en maladie, et à la société en la privant du concours que chacun doit apporter au bien général : de même le travail excessif ne profite point à celui qui le fait, car, tôt ou tard, la maladie ou la mort reprend violemment le temps qu'il avait cru économiser, et ne vaut rien à celui pour qui on le fait, car, l'ouvrage d'un ouvrier fatigué est toujours inférieur et se sent nécessairement des circonstances dans lesquelles on l'a accompli.

I. *Sommeil.* — La nature a indiqué la nuit comme le moment le plus favorable au repos quotidien. Chaque soir, pour les hommes comme pour les animaux, le besoin de sommeil se fait sentir. Ce besoin est, comme la faim, un besoin de conservation. Lorsqu'il n'est pas satisfait, il devient impérieux, et, quels que soient l'heure et le moment, l'homme succombe à ses atteintes. Un adulte passe généralement le tiers de sa vie à dormir ; l'enfant plus de la moitié ; le nourrisson ne fait que manger et dormir. Les heures habituelles de sommeil ne peuvent point être arbitrairement interverties et fixées selon le goût et les occupations des personnes. Il est à remarquer que la lumière artificielle a un effet funeste sur notre organisation, elle accélère la circulation, donne à la peau une chaleur âcre, à l'estomac des digestions pénibles, au visage un aspect ridé, injecté, flétri. « Les gens riches qui intervertissent pour leurs réceptions, leurs soirées, leurs bals, l'ordre naturel et font de la nuit le jour, paient, du délabrement de leur santé et souvent d'une partie de leur existence, les plaisirs malsains qu'ils s'obstinent à chercher dans la fumée des bougies et l'air vicié des salons. » Les ouvriers qui travaillent la nuit, boulangers, imprimeurs, filateurs, couturières, sont pâles, faibles, sujets à un grand nombre de maladies et sont souvent réduits à chercher dans les boissons alcooliques une stimulation funeste qui ne leur donne que l'illusion de la vigueur.

Plus le sommeil est calme et profond, plus il est réparateur. Les habitants des pays chauds, pour se soustraire à l'influence de la chaleur qui troublerait leur repos, dorment sous une tente ou même à l'abri d'un arbre, sur un tas de feuilles ou sur une natte, en prenant la simple précaution de se couvrir le corps, la tête et le visage d'un vêtement léger de laine. Dans nos contrées, il n'est pas sain de dormir dehors. Il faut toujours résister en été à l'attrait que présentent les lieux frais et les ombrages touffus; et, si les nécessités de la vie, comme la profession militaire, obligent de camper et de dormir à la belle étoile, il ne faut jamais négliger de suivre les pratiques des orientaux et de se couvrir non-seulement le corps, mais le visage et surtout les yeux que le froid de la nuit incommoderait. Grâce à Dieu, il n'y a presque personne en France qui n'ait un lit pour y prendre son sommeil.

Le lit, pour répondre à sa destination, n'a pas besoin d'être mou. L'hygiène rejette même la couette de plume, parce qu'elle retient les exhalaisons du corps, affaiblit le système musculaire et provoque le transport du sang au cerveau. Les matelas de laine et de crin sont bien préférables. Ceux qui ne sont pas assez riches pour en avoir, peuvent toujours s'en procurer de fougère sèche, de mousse ou de foin qui ne sont pas plus mauvais pour la santé. De quelque matière qu'ils soient, les matelas doivent être refaits au moins une fois par an, les toiles lavées, les laines rebattues, les autres matières remplacées. Leur nombre varie suivant la fortune ou la sensibilité des personnes. On en met un, deux, trois au-dessus d'une paillasse bien rembourrée, ou d'un sommier à ressort élastique. Les draps doivent être de toile de chanvre ou de lin, de préférence au coton; et les couvertures ou couvre-pieds de laine, plus ou moins épais suivant la saison. Les édredons en plume ou en balle d'avoine dont on les surmonte en augmentent considérablement la chaleur, et sont souvent nuisibles.

Il est bon de se déshabiller pour se mettre au lit : les membres, plus libres, plus à l'aise, se reposent mieux. C'est, selon moi, une mauvaise habitude que de se coucher avec son caleçon, ou de mettre une camisole par-dessus sa chemise. Le gilet de flanelle, pour ceux qui en portent, ou une chemise large qui couvre les épaules, sont très-suffisants.

La position qu'on prend dans le lit n'est point sans influence sur le repos. On considère comme la meilleure le décubitus sur le côté droit, parce qu'il est plus favorable au travail interne de la digestion qui se continue pendant le sommeil. Le décubitus sur le dos a quelques inconvénients. Celui sur le côté gauche excite aux rêves; du reste l'habitude, ici comme ailleurs, exerce un empire absolu. Quelques personnes pensent également qu'il faut que la tête soit élevée pour dormir, ce n'est pas indispensable : mais c'est une précaution utile à ceux qui ont à redouter l'affluence du sang au cerveau.

Le sommeil ne doit être demandé qu'à la fatigue et au repos des passions. Pour les malades seuls, on peut dans quelques occasions, dont le médecin est juge, avoir recours aux moyens artificiels de le provoquer; mais, à part ce cas, les narcotiques ne doivent jamais être employés.

L'influence bienfaisante du sommeil, dit M. Levy, s'étend à toute l'économie, il la retrempe, il la régénère ; chaque réveil semble une éclosion nouvelle à la vie. Il ne faut pas oublier cependant qu'il deviendrait nuisible si on le prolongeait trop longtemps, et quand revient le jour, à la voix des oiseaux, aux bruissements de l'air frais, au lever du soleil, l'homme aussi doit sortir de sa couche et reprendre gaîment ses travaux.

II. *Repos du dimanche.* — Le repos du septième jour existe dans toutes les religions. Il a lieu le vendredi chez les musulmans, le samedi chez les juifs, le dimanche parmi les chrétiens. C'est donc bien moins un précepte arbitraire qu'une loi hygiénique basée sur la nature humaine et sanctionnée par la loi de Dieu. A l'époque de la Révolution française, quand on voulut porter le système décimal jusque dans la division du temps, on chercha à remplacer le chômage du dimanche par celui du dixième jour ou décadi, mais l'observation montra bientôt que les animaux mêmes étaient surmenés par un travail de neuf jours consécutifs, et l'on se hâta de revenir à l'ancienne pratique.

D'ailleurs, l'homme ne vit pas seulement de pain ; sa mission sur la terre n'est pas bornée comme celle de l'animal domestique à faire fructifier le sillon qu'il laboure, et à produire, penché sur un métier, des quantités considérables de marchandises. Il a une plus noble destinée à laquelle il est bon de le rappeler de temps en temps pour ne pas le laisser se dégrader à ses propres yeux et s'ensevelir dans la matière. Pour que l'esprit se recueille il faut que le corps soit en repos, et pour que ce repos ne fût pas sans cesse en butte aux tentations de la convoitise, il fallait qu'une loi le fît passer dans les mœurs publiques... C'est ce qui a lieu en France.

Le dimanche permet à l'ouvrier de nettoyer sa maison, de respirer un peu d'air et de soleil, de mettre ordre à ses petits comptes, de visiter ses amis et ses parents; de se livrer à l'innocente vanité d'un peu de toilette, de jouir de la société de sa femme et de ses enfants dont il est souvent séparé toute la semaine, de faire quelques bonnes lectures qui moralisent son cœur et instruisent son esprit, de songer à ses devoirs envers Dieu, de le remercier des biens qu'il reçoit de sa toute-puissance, et de jouir sobrement en famille pendant quelques heures de la demi-aisance qu'il doit à son travail et à son économie. C'est ainsi qu'on évite le découragement, l'ennui, ce *tœdium vitæ* qui épuise insensiblement les constitutions les plus robustes, et que, déterminant par un sage équilibre le balancement des actions organiques et des influences morales ; on réalise le vieil adage : *Mens sana in corpore sano*, un esprit sain dans un corps bien portant, qui est la clef de voûte de l'hygiène.

III. *Oisiveté.* — Du repos, tel que je viens de le définir, à l'oisiveté, il y a toute la distance qui sépare l'usage de l'abus. L'oisiveté est la mère de tous les vices, dit la morale ; la médecine peut ajouter qu'elle est aussi le principe de presque toutes les maladies.

C'est dans l'oisiveté que se développent ces honteuses passions dont le nom seul choque les oreilles pures ; et sous l'influence desquelles se dégradent successivement, dans les deux sexes, et le corps et l'esprit. Fruits gâtés d'une civilisation corrompue, ces plaisirs honteux qu'on va chercher dans des compagnies interlopes ne frappent pas seulement d'un cachet de mort précoce ceux qui s'y abandonnent, mais ils portent leurs stigmates jusque sur les générations futures, et punissent les enfants des fautes de leur père.

L'oisiveté donne le goût des mauvaises lectures qui jettent dans de si étranges aberrations les imaginations impressionnables des jeunes filles et des adolescents. Les livres de médecine sont pleins de récits des maladies qui n'ont d'autre origine que la contention d'esprit causée par des lectures extravagantes, et toutes les maisons de fous offrent des exemples d'individus qui ne doivent pas à d'autres causes la perte de leur raison.

Le cabaret est le rendez-vous habituel des ouvriers oisifs. C'est là qu'ils vont, suivant l'expression consacrée, faire le lundi, c'est-à-dire s'enfermer dans des bouges infects, consommer des boissons empoisonnées, s'abrutir dans des conversations obscènes, user leurs veilles sur des cartes crasseuses, et préluder par la misère et la fainéantise à une série de lâchetés qui aboutissent presque toujours à la prison ou au suicide.

REPOS ET PLAISIRS

L'homme oisif est un mauvais citoyen, un mauvais père, un mauvais époux, il est le bourreau de son propre corps et le fléau de la société.

VII

Habitudes.

De l'inconvénient de prendre des habitudes. — I. Manger trop. — II. Boire avec excès. — III. Faire usage du tabac. — IV. Saignées périodiques. — V. Cautères. — VI. Clystères.

La seule habitude qu'un homme doive prendre est celle de faire le bien ; toutes les autres, qu'elles soient nuisibles ou non à la santé, doivent être rejetées ; et nous devons nous efforcer de nous y soustraire dans cette pensée, qu'un revers de fortune, un changement de climat, une impossibilité matérielle peut d'un moment à l'autre, nous y forcer. « Il y a des personnes, dit un auteur, qui contractent des habitudes avec une facilité déplorable. Il suffit qu'elles fassent régulièrement une chose plusieurs jours de suite pour souffrir si elles la discontinuent. » Hélas ! nous avons bien assez de besoins réels sans nous en créer de factices. Ne faut-il pas être dépourvu de toute sagesse pour s'imposer de gaîté de cœur une sujétion que la coutume rend sans charmes dans son accomplissement, et dont la privation doit causer un si cruel tourment. Le nombre de ces travers est considérable, je ne m'attacherai qu'à ceux qui intéressent directement l'hygiène, les autres appartiennent au théâtre.

I. *Manger trop*. — On peut s'habituer à manger peu ou beaucoup sans qu'il en résulte d'inconvénients énormes. Cependant, en général, l'habitude de prendre beaucoup d'aliments est nuisible. « Elle amène souvent des maladies et elle n'est pas étrangère au développement de ces appétits violents qui constituent la gloutonnerie. Cette disposition que l'on observe surtout chez les habitants des campagnes paraît être le résultat de l'usage exagéré des aliments, dès le bas-âge. En effet, les villageois ont coutume de faire prendre à leurs enfants une quantité de nourriture qui n'est pas en rapport avec la force et le volume des organes digestifs, et c'est à cette mauvaise habitude que l'on doit attribuer non-seulement ces appétits excessifs, mais encore la grande mortalité des enfants dans les localités rurales. C'est par l'habitude que l'homme parvient à supporter l'abstinence, la faim, le régime, à pouvoir digérer les aliments les plus étrangers, et trouver du plaisir aux boissons les plus singulières (1). » C'est une vérité vulgaire que ceux qui mangent le plus ne sont pas ceux qui se portent le mieux, ni même qui prennent le plus d'embonpoint. Quand on introduit dans le canal alimentaire plus de nourriture que n'en peuvent rendre assimilables les sucs qu'il sécrète, le surplus passe comme une matière inerte et est rendu avec les déjections. Cette

(1) Rossignol : *Hygiène militaire.*

nourriture est donc littéralement perdue; et par l'embarras qu'elle cause dans l'estomac, elle ne fait que retarder le but qu'on se propose en mangeant.

Je pourrai ajouter que les gloutons sont sujets aux indigestions qui leur font payer bien cher les jouissances d'un grossier plaisir. L'homme, placé si haut par le Créateur dans l'échelle des êtres, voudrait-il donc se ravaler lui-même au-dessous des animaux sans raison; et lorsque ceux-ci, fidèles à leur instinct, cessent de manger aussitôt que l'appétit a cessé, le roi de la création ne rougira-t-il pas de se livrer à des excès que la morale repousse et que la santé proscrit?

II. *Boire avec excès.* — Autant il est avantageux de boire un peu de vin en mangeant, autant il est nuisible d'en boire trop et surtout de se livrer à la boisson en dehors du repas. Il semble, à la campagne, à beaucoup de gens, qu'un marché, une visite, ne peuvent se passer sans avoir la bouteille à la main. Ce qu'on boit ainsi inutilement de vin, de bière, de cidre et d'eau-de-vie est incalculable. Que de familles malheureuses seraient secourues avec ce que tant d'autres n'emploient que pour nuire à leur santé. L'ivrognerie est une des grandes plaies des sociétés européennes ; malheureusement les lois n'ont que bien peu de prise sur ce genre de fautes. C'est dans les mœurs qu'il faut en chercher le remède; c'est par l'instruction, par l'estime de la dignité de sa personne qu'il faut accoutumer l'homme à comprendre que cette passion honteuse lui enlève complétement sa raison, qu'elle le prédispose aux plus graves maladies ; et que quand il rentre ivre dans son ménage, il devient un objet d'horreur pour sa femme, pour ses enfants, pour ceux qui l'entourent; qu'il perd à leurs yeux toute considération, et s'expose à tous les malheurs qui accompagnent la mésintelligence entre époux.

Qu'on ne dise pas que cette passion est tellement puissante qu'il devient impossible d'y renoncer quand on en a contracté l'habitude. Il est vrai que la suppression brusque doit être pénible, elle pourrait même occasionner des désordres dans la santé, et l'on a vu d'illustres médecins, ayant à traiter des ivrognes pour des maladies aiguës, qui demandent la suppression du vin, continuer cependant à leur en donner un peu durant la fièvre, pour ne pas sévrer brusquement l'estomac ; mais il n'en est pas moins vrai qu'avec de la bonne volonté tout ivrogne peut arriver par des décroissances progressives, à cet état recommandé par l'hygiène, où l'on ne boit que ce qui est nécessaire pour l'entretien de la santé.

III. *Faire usage du tabac.* — La feuille de tabac qui est une plante vénéneuse, ayant subi certaines préparations, est vendue et consommée sous trois formes : tabac à priser, tabac à fumer et tabac à chiquer. On aurait peine à croire, si la statistique ne le prouvait par des chiffres, qu'en France, où l'Etat a le monopole de la vente du tabac, cette denrée rapporte plus de cent millions par an de bénéfices nets. Il n'y a pas plus de deux cents ans pourtant, qu'une bulle du pape excommuniait ceux qui prenaient du tabac dans les églises, et qu'un édit royal ordonnait de fouetter jusque dans leurs maisons ceux qui en faisaient usage sans une prescription du médecin.

Le tabac à chiquer est surtout en usage parmi les marins et les ouvriers des ports. C'est une habitude sale et dégoûtante, qui communique à la salive une âcreté qui irrite l'estomac et détruit l'émail des dents : celles-ci, sans cesse irritées par le suc de la chique, ne tardent pas à se casser et à tomber. Que dirai-je de l'odeur repoussante que l'haleine reçoit de ce voisinage? Il faut avoir le goût complétement perverti pour avoir recours à de pareilles distractions.

Le tabac pris en poudre par le nez, peut quelquefois, dans les premiers temps qu'on en fait usage, débarrasser des maux de tête et faciliter l'action sécrétante de la muqueuse nasale. Mais, à la longue, il ne produit pas d'autre effet que de détruire l'odorat et de constituer une habitude tellement impérieuse, qu'on a vu des mendiants préférer se passer de pain que de se priver de tabac. Ceux qui ont commencé par en prendre quelques prises de loin en loin, ne tardent pas à augmenter la dose ; ils arrivent bientôt à avoir le nez plein de cette poudre infecte, qui laisse suinter constamment sur le linge, les vêtements et jusque dans les plats de la table, une liqueur repoussante qui dégoûte tout le monde. Quand on veut se déshabituer de priser le tabac, il faut aller progressivement : priser d'abord quelque poudre inerte, mêlée au tabac, et diminuer peu à peu le nombre des inspirations.

L'habitude de fumer est presque universelle aujourd'hui : elle est un peu moins malpropre que les deux précédentes, mais elle n'est ni plus utile ni plus saine. Chaque fumeur doit se souvenir des nausées, des malaises, des vomissements, qui ont accompagné ses premières tentatives. Ces accidents, il est vrai, cessent de se manifester dès que l'habitude de fumer est contractée, mais la sorte de torpeur, d'ivresse, qui monte au cerveau des fumeurs, ne peut manquer d'avoir une funeste influence sur leurs facultés intellectuelles. D'un autre côté la membrane muqueuse de la bouche, toujours en contact avec la fumée, s'irrite, et la chaleur que déterminent le cigare et la pipe, à court tuyau surtout, amène une inflammation chronique de toutes les parties voisines. C'est à l'usage de la pipe que M. le docteur Rossignol attribue la fréquence des ulcérations de la bouche chez les soldats ; et M. Leroy d'Etiolles considère l'action irritante du tabac sur les lèvres, comme l'une des causes les plus fréquentes du cancer de ces parties. Le fait est qu'on ne rencontre ces affections qu'une fois sur cent femmes, tandis qu'on la trouve vingt-six fois sur cent fumeurs. Il paraît être beaucoup plus facile de perdre l'habitude de fumer que celle de priser ou de chiquer.

IV. *Saignée périodique* — « Un grand nombre de personnes, celles surtout qui habitent la campagne, sont dans l'usage de se faire saigner tous les ans, sans nécessité, au printemps, dans le but, c'est leur croyance, de renouveler leur sang. Il résulte de cette pratique, que lorsque l'époque correspondante à celle où les saignées ont lieu, arrive, il s'opère un mouvement insolite dans la circulation qui détermine des suffocations de coloration de la face et de symptômes de congestion cérébrale; et ces accidents deviendraient tous les jours plus intenses si on ne pratiquait, pour les faire cesser l'ouverture de la veine. » Cette habitude, qui n'a aucun fondement dans l'hygiène, est donc nuisible en ce sens qu'elle provoque chaque année, à des époques régulières, un commencement de maladie. Pour faire disparaître les inconvénients d'une semblable pratique, on aura soin, pendant quelques années, de se purger à des époques voisines de celles où avait lieu la saignée périodique ; et peu à peu on en perdra l'habitude sans que le corps ait à en ressentir de commotion perturbatrice.

V. *Cautères.* — Une manie non moins nuisible à la santé est celle de se faire poser et d'entretenir des cautères sur le bras. Il y des personnes qui, pendant vingt ans, s'astreignent à cette répugnante pratique. Qu'arrive-t-il alors? c'est que chaque jour, une partie du sang se convertit en pus, en humeur, comme on dit, et disparaît de l'économie aux dépens de la force générale; et d'autre part si, après une longue période, on veut supprimer un cautère, on s'expose à une foule d'accidents qui trop souvent aboutissent à la mort. Le mieux est donc de n'avoir jamais recours qu'en cas d'extrême nécessité, et sur l'avis d'un très-bon médecin, à ces sortes de traitements. Qu'on mette un vésicatoire, si besoin est, mais qu'on le fasse sécher dès qu'il devient inutile, et qu'on ne le convertisse pas en pratique dangereuse et gênante à ce point.

VI. *Clystères.* — Une autre habitude qui mérite le même blâme, est celle que prennent certaines personnes, les femmes surtout, de s'exciter chaque jour à aller à la selle au moyen des lavements. On arrive bientôt, par ce moyen, à déterminer une si grande atonie du rectum, que la défécation devient absolument impossible autrement qu'à la suite de cette provocation. On comprend tout ce qu'une pareille infirmité a de gênant quand on est en voyage ou en visite. Je ne saurais trop recommander aux personnes qui ont à se plaindre de la paresse du rectum, de chercher à provoquer des selles par d'autres moyens, comme l'usage des fruits acides, des limonades, des boissons aqueuses, prises en grande quantité et surtout en se présentant chaque jour à peu près aux mêmes heures à la garde-robe.

Je n'en finirais pas si je voulais signaler toutes

les habitudes auxquelles l'homme est enclin à se livrer et que l'hygiène réprouve : il suffira d'avoir indiqué les principales pour faire comprendre ce qu'un pareil esclavage présente de ridicule, d'assujettissant et de superflu.

VIII

Des mariages.

I. Utilité du mariage. — II. Mariages entre consanguins. — III. Des unions mal assorties.

Considéré comme précepte d'hygiène, le mariage perd quelque peu de sa poésie; mais cela ne diminue ni sa dignité ni son importance. Laissant de côté tout ce qui est en dehors de mon sujet, j'examinerai seulement ici : l'utilité du mariage, les dangers du mariage entre consanguins, et les résultats funestes des mariages mal assortis.

I. *Utilité du mariage.* — Il n'est point de préservatif plus assuré contre les débordements d'une nature vive, point de condition plus propre au fonctionnement régulier de tous les organes, point d'état qui donne un plus large essor aux sentiments généreux et affectifs, qui assure d'une manière plus certaine la santé de l'individu et le perfectionnement de l'espèce, tant au point de vue moral qu'au point de vue physique, enfin point de position qui embellisse la vie par une plus grande somme de joies, de plaisirs et d'émotions douces, que le mariage tel qu'il existe dans les sociétés chrétiennes.

Le mariage est le type de l'organisation de la société. Il rattache l'homme à la famille, à la patrie, au devoir. Il mûrit la pensée; il fait naître les sentiments généreux, le dévouement, l'abnégation, la bienfaisance; enfin il augmente dans une proportion énorme le bien-être relatif de l'individu, par les soins que se rendent les époux, les joies de la famille et de l'intimité, et jusques dans les soins et les soucis que nécessitent l'éducation des enfants et la sollicitude de leur avenir;

la somme des satisfactions dépasse celle des peines.

Le célibat, d'ailleurs, a des inconvénients qui n'ont échappé à aucun moraliste. Il engendre les sentiments haineux, il développe l'égoïsme, il expose aux passions basses, brutales et contre nature. — Chez les femmes, *le défaut de satisfaction des besoins physiques* et moraux de l'amour entraîne souvent la perte de la fraîcheur, de l'embonpoint, de l'énergie musculaire; une sorte de chlorose lente les consume, et l'on peut établir en thèse générale, que s'il y a quelques maladies qui s'aggravent chez elles sous l'influence des devoirs du mariage, il y en a un nombre triple que le célibat fait naître ou développe. — Chez l'homme, le mariage procure non-seulement la satisfaction, sans danger, de désirs souvent impétueux, mais il contribue à sa moralité, comme on peut s'en convaincre en consultant les statistiques criminelles; il l'éloigne des cabarets, des tripots, des maisons suspectes; il éteint la pensée du suicide et du duel, il conduit aux idées religieuses et aux sentiments de tolérance.

Le mariage consolide la vie au milieu de son cours et augmente sa durée moyenne. La statistique démontre que les individus mariés vivent plus que les célibataires. Hufeland affirme, que pas un célibataire n'a passé cent ans. Ainsi malgré les peines et les préoccupations de la famille pour l'homme, malgré les dangers de l'enfantement pour la femme, les chances de longévité, dans cet état, sont encore plus nombreuses que dans le célibat. Cela se concevra facilement si l'on considère à quels égarements épouvantables, à quels excès de tout genre peuvent entraîner, dans les deux sexes, la débauche et le libertinage, favorisés par l'indépendance et excités par l'appétit des passions; ces excès pèsent plus, il est vrai, sur l'homme que sur la femme, mais s'ils amènent pour celui-ci la phlegmasie lente des voies digestives, la consomption dorsale, les lésions du cœur, la nombreuse série des affections cérébrales et de celles si communes qu'on n'ose avouer, ne donnent-ils pas aussi chez la femme la clef de toutes les affections redoutables des organes génitaux, de la vieillesse prématurée, de l'impuissance procréatrice et de tous les troubles du système nerveux.

II. *Du mariage entre consanguins.* — Sous l'ancienne coutume française, lorsque la question des mariages était complétement abandonnée à la sollicitude du clergé, il existait de grandes prohibitions pour les mariages entre parents ; et le quatrième degré de parenté, en ligne collatérale, ne pouvait jamais être franchi. Depuis que l'union des époux est devenue un acte civil défini par le code de nos lois, la prohibition ne s'étend plus que jusqu'au deuxième degré en ligne collatérale. Les législateurs avaient cru, par cette disposition plus favorable à la parenté, pouvoir conserver, dans les familles les traditions du sang et empêcher le morcellement des biens ; ils n'avaient pas songé que la sagesse inspirée de l'Eglise n'avait reculé les limites des unions consanguines que par un motif puissant d'hygiène ; et, depuis que l'expérience a mis à même de comparer la pratique nouvelle avec l'ancienne, les médecins, vigilants observateurs de la santé publique, ne cessent de faire entendre leurs réclamations pour signaler les dangers de ces mariages.

« En dépit de sérieux avertissements, dit M. le docteur Boudin, auteur d'un excellent travail sur cette matière, nous voyons en France, chaque année, trois à quatre mille mariages se contracter entre proches, tandis que dans plusieurs Etats de l'Union-Américaine, la législature les interdit formellement et sous des peines sévères. »

Quelle loi dans la nature est plus évidente que celle qui a statué que tout ce qui germe dans l'univers désire un sol étranger. La graine se développe à regret sur le même terrain qui porta la tige dont elle descend : il faut semer sur la montagne le blé de la plaine, et dans la plaine celui de la montagne (1). La loi, dans le règne animal, devient plus frappante : n'est-ce pas par le croi-

(1) J. DE MAISTRE : *Du Pape.*

des conjoints ne s'accordent pas. Quand le mari est âgé et la femme jeune, il y a mille funestes conséquences à craindre. Quand c'est la femme qui est plus âgée que son mari, le danger est encore plus grand. Une jeune fille vive, rieuse, pleine de force, se trouvera unie à un homme usé, blasé, flétri, impuissant, comment voulez-vous qu'elle l'aime et qu'elle consente à enfermer sa vie dans ce tombeau. Un jeune homme dans l'âge des passions épouse-t-il une femme plus âgée que lui, quelques années suffisent à celle-ci pour atteindre le terme de la fecondité, elle perd la fraîcheur, elle grisonne, elle est vieille que son mari est encore dans la force de la vie.

Les enfants qui naissent de ces unions regrettables, sont de véritables petits monstres, ridés, vieillots, rachitiques, souvent bossus, et presque toujours condamnés à périr jeunes. Le sang vigoureux d'une mère jeune ne peut point réparer l'influence d'un mari qui a dépassé cinquante ans; et les enfants qui lui naîtront ne seront pour elle que des sujets de tristesse et d'alarmes au lieu d'emplir sa maison de joie et de prospérité.

C'est en vain que, pour balancer tous ces inconvénients, on objecte que l'homme pour se marier a besoin d'avoir une position faite et une existence assurée. Est-ce que le célibataire, dans la société où nous vivons et avec les habitudes actuelles, ne dépense pas pour ses plaisirs le double de ce que lui coûterait un train de maison approprié à sa fortune? Est-ce que le travail, l'étude, la persévérance et l'énergie ne lui sont pas plus faciles à l'abri du foyer domestique que dans les tristesses de l'isolement et la solitude du cœur.

Pour moi, il me semble qu'une peine partagée est à moitié guérie, que le sourire d'une femme est un baume puissant contre les déceptions si fréquentes à ceux qui ont à vivre de leur travail, que la dépense d'un ménage est moins coûteuse que la vie de garçon; et dans les raisons qu'on entasse pour s'éloigner du mariage, la seule qui me paraisse vraie est celle qu'on n'ose pas avouer, l'amour du libertinage.

IX

Soins à donner aux enfants.

L'hygiène doit prendre l'enfant au berceau. — I. De l'allaitement et du régime. — II. De l'exercice et du sommeil. — III. Des vêtements et des soins de propreté. — IV. Des occupations premières.

. C'est au berceau qu'il faut prendre l'homme pour en faire un citoyen robuste et vigoureux, et pour modifier sa constitution, si par hasard elle est viciée dans son origine. C'est dans l'enfance surtout que l'observation sévère des lois de l'hygiène est nécessaire, car seule elle peut prévenir les mille dangers dont est entourée la vie du nouveau-né, et seule ou à peu près elle peut être invoquée pour guérir les maladies de cet âge tendre, qui ne saurait supporter l'application des agents de la thérapeutique.

Les préceptes relatifs à cette partie de mon travail ont été établis avec beaucoup de raison et de lucidité par M. le docteur Bouchut (1). Je ne ferai que le suivre pas à pas dans tout ce chapitre, où il sera parlé brièvement : 1° de l'allaitement et du régime ; 2° de l'exercice et du sommeil ; 3° des vêtements et des soins de propreté ; 4° des occupations premières.

I. *De l'allaitement et du régime.* — Lorsque l'enfant sort des bras de la sage-femme, c'est pour être remis à celle qui doit l'allaiter et le soigner pendant les premiers mois de sa vie, à sa nourrice ou à sa mère. La responsabilité que cette mission entraîne est prodigieuse, car la santé d'une vie tout entière dépend quelquefois d'une enfance mal soignée ou mal dirigée. En ouvrant les statistiques, on voit, chose bien digne d'attention,

(1) Bouchut : *Maladies des nouveau-nés.*

que sur un million d'enfants qui naissent chaque année, il y en a deux cent cinquante mille, c'est-à-dire le quart, qui meurent avant la fin de la première année.

J'avoue que je ne vois pas sans regret un enfant être nourri par une autre femme que sa mère. Il y a de ces soins continuels, de ces vigilances de tous les instants que l'amour seul d'une mère peut inspirer, et dont ce petit être a besoin. Toutes les fois que la mère n'appartient point à une race tuberculeuse, cancéreuse, rachitique, goutteuse ou syphilitique, que ses seins sont convenablement développés, que son lait n'est pas absolument altéré ou insuffisant, quand d'ailleurs elle serait délicate, que son lait contiendrait beaucoup d'eau, et qu'elle en aurait moins qu'une nourrice de profession, je n'hésiterais pas à lui conseiller de nourrir elle-même son enfant. D'ailleurs il y a certains moyens, comme les cataplasmes de feuilles bouillies de ricin, qui ont la propriété d'augmenter la sécrétion du lait, et chacun sait que la succion que l'enfant exerce a une si grande influence sur l'activité de cette sécrétion, qu'elle suffit quelquefois pour faire venir du lait à des filles ou à des femmes anciennement accouchées.

Lorsque par suite d'impossibilité absolue, la mère renonce à nourrir elle-même son enfant, elle peut, ou avoir recours à une nourrice qu'elle doit faire choisir par son médecin, car ce choix est beaucoup plus difficile qu'on ne le croit généralement; ou élever son enfant au biberon, ce qui est fort dangereux et présente de grandes chances de mort; ou lui donner pour nourrice une femelle d'animal domestique, une chèvre, par exemple, jeune, d'un caractère doux et, autant que possible, de couleur blanche, parce que le lait des chèvres blanches est dépourvu d'odeur. Cette dernière méthode était très-employée dans l'antiquité. Elle est préférable au biberon, mais elle vaut moins que l'allaitement par une nourrice à gages. En toutes circonstances, il faut éviter de donner à l'enfant un lait vieux et de changer le mode de nourriture, quand une fois on en a adopté un, sans consulter sur cela un médecin.

On doit commencer à faire tetter l'enfant trois ou quatre heures après sa naissance. Il est difficile pendant la première semaine de régler le nombre de fois qu'il convient de présenter le sein, mais au bout de ce temps il est utile de suivre un ordre régulier. Les femmes doivent éviter d'épuiser leurs forces par un allaitement trop souvent répété. Une fois toutes les deux heures pendant le jour, et deux fois dans le courant de la nuit suffisent. Il est imprudent de chercher à calmer les cris de l'enfant en lui donnant le sein, c'est une mauvaise habitude qu'il contracte. Lorsque sa conscience lui aura appris que ses pleurs sont inutiles, il se réveillera et se rendormira sans crier. Pour ne pas devenir esclaves de leurs enfants, les mères doivent savoir que le cri est utile au nouveau-né, quel que soit son sexe : la respiration se trouve augmentée et la poitrine dilatée par les mouvements que cet exercice demande. L'enfant, du reste, crie souvent sans qu'aucune douleur l'y pousse et par pur caprice. Je ne saurais donc trop les exciter à chercher à acquérir le calme et le sang-froid, et à ne pas laisser son cœur l'emporter sur l'intelligence. Une autre raison qui doit les porter à modérer les élans du caractère et de la tendresse, c'est l'altération que le lait éprouve par suite des mouvements tumultueux de l'âme. Petit-Radel, Boherwe, Parmentier, le docteur Contesse et tous les accoucheurs citent des faits dans lesquels on a vu des enfants être pris de convulsions et même mourir, pour avoir pris le lait d'une nourrice qui venait d'avoir une attaque de nerfs ou un accès de colère.

On ne doit pas commencer avant le quatrième mois à donner à l'enfant d'autre nourriture que le lait de la nourrice. Manquer à cette règle, c'est s'exposer à lui voir contracter des maladies graves du tube digestif et de diarrhées qui l'épuisent.

Mais quand l'enfant devient fort, les panades, les biscottes, les petits potages au maigre, sont un adjuvant utile à l'action du lait de la nourrice. Les potages gras doivent être interdits jusqu'à la fin de la première année.

A un an, l'enfant peut se passer du lait de sa mère ; on peut alors le sévrer sans inconvénient. La faiblesse de la constitution n'est pas une raison suffisante pour différer cette mesure. J'ai vu des enfants qui languissaient au sein, devenir tout à coup forts et vigoureux quand on substituait au lait une nourriture bien choisie, légère, réparatrice, et l'usage d'un peu de bon vin.

II. *De l'exercice et du sommeil.* — La connaissance est très-précoce chez la plupart des enfants. Il faut éviter, dès la naissance, de leur laisser prendre de mauvaises habitudes, ils ont ensuite dans les cris un moyen de commandement si facile et si absolu, que ceux qui les entourent deviennent leurs esclaves.

On avait coutume autrefois de les endormir en

les berçant sur les bras ou dans des bercelonnettes : il résultait de cet usage que l'enfant ne s'endormait jamais sans avoir près de lui quelqu'un occupé pendant des heures entières à l'agiter, le caresser, et lui chanter des airs. C'était un assujettissement dont il est facile de se débarrasser. Qu'on les laisse crier les premiers jours, leur chagrin ne tardera pas à s'apaiser, et ils en arriveront bientôt à s'endormir seuls, dès qu'on les aura placés dans leur lit, ou du moins à y demeurer sans troubler le repos de leurs parents.

Il est bon que les enfants soient portés tous les jours à l'air, à moins que la pluie n'y mette un obstacle absolu. La promenade prolongée en été comme en hiver, leur est très-favorable. Il suffit, pour éviter tout accident, de les couvrir selon les exigences de la saison. Aux enfants, comme aux plantes, le soleil est indispensable, et rien ne peut suppléer la promenade.

Les heures de la sortie ne doivent cependant pas faire tort aux heures du sommeil, qui n'est pas moins nécessaire à l'enfant que l'air et le lait. La nuit ne suffirait point à leur repos. Ils doivent dormir d'autant plus longtemps qu'ils sont plus près de l'époque de la naissance. A mesure qu'ils grandissent, il faut reculer les heures de sieste et en diminuer la durée. Pour rendre le sommeil facile, le lit doit être moelleux et très-modérément couvert, et jamais on ne doit y laisser séjourner de souillures.

III. *Des vêtements et des soins de propreté.* — Il y a plus de cinquante ans que les médecins répètent d'une voix unanime à toutes occasions, que le maillot est une affreuse chose qui rappelle les usages de la barbarie. Que l'on mette un homme dans un sac, qu'on lui lie les jambes, qu'on le réduise à l'impossibilité de se tourner, d'agiter les membres, de changer de place dans son lit, et il ne restera pas une heure dans cette position sans éprouver des douleurs inouïes : comment veut-on qu'un enfant, dont les membres sont délicats comme la rosée, puisse supporter ce supplice sans crier et sans souffrir. Je veux bien que la propreté exige que pour la nuit, par exemple, on enveloppe son corps dans une sorte de chemise longue pour l'empêcher de souiller son lit, mais pendant le jour, pourquoi lui refuserait-on le privilége qu'on accorde aux jeunes chiens et aux petits chats, celui de se traîner, de se rouler sur une couverture, au pied de sa mère, au soleil ou devant le feu, ou même sur ce lit garni de barres de bois, où l'on a coutume de faire coucher les enfants en bas âge. On permettrait ainsi aux membres de se développer à l'aise, on laisserait à l'exercice, à la fatigue le soin de provoquer le sommeil, et on n'aurait pas, comme cela se voit, des heures entières à passer autour d'un berceau pour attendre que le nourrisson soit endormi.

Il faut apprendre de bonne heure aux enfants à garder la tête découverte, car cette partie est moins facile à impressionner par le froid que les autres parties du corps. L'habitude de serrer cette partie si délicate pour lui faire prendre la forme d'un bonnet, comme on fait en Normandie, par exemple, est une cruauté digne des barbares.

On ne saurait surveiller avec trop de soin l'état du corps des enfants sous le rapport de la propreté. Il faut les nettoyer toutes les fois qu'ils se salissent, leur mettre du linge sec et chaud, les baigner, non pas à l'eau froide comme veulent quelques eutopistes, mais à l'eau tiède; saupoudrer leur corps de poudre de vieux bois ou de hycopode; quand il y a des excoriations, faire tomber les croûtes de la tête avec un peu de savon; enfin prendre pour eux, en les exagérant même un peu, toutes les précautions que j'ai indiquées pour les adultes et qui peuvent leur être applicables.

IV. *Des occupations premières.* — Je termine par quelques mots sur une matière fort controversée. L'éducation des enfants est un grand problème, et il y a longtemps qu'on se demande à quel âge peut-on commencer à les instruire, à quel âge on peut leur mettre un outil à la main, dans quelle mesure doit-on charger l'intelligence des uns et demander aux forces des autres. Les mœurs actuelles tendent à précipiter ce double résultat, et à en rapprocher le commencement le plus possible de la naissance. Mon opinion sur ce point est depuis longtemps arrêtée, et complétement en opposition avec les usages reçus. Je n'ai jamais éprouvé que de la compassion pour ces pauvres petits prodiges auxquels on inculque la science comme on fait mûrir des raisins dans les serres au mois de janvier, par un travail hâtif et contraire à la nature. La vanité des parents trouve seule son profit dans cette manière de faire : ces savants à la brochette ne sont jamais de la vraie race des hommes instruits et des penseurs profonds; tout en eux est rachitique, l'esprit comme le corps. A l'autre extrémité de l'échelle sociale, les pauvres petits martyrs qu'on veut faire travailler avant que les forces musculaires soient suffisamment développées, présentent le même phénomène. Ici ce n'est plus la vanité, mais c'est l'avarice des parents qui produit le mal, et trop souvent ces pères dénaturés sont punis dans leur avarice même, car au lieu de devenir des hommes forts et bien constitués, leurs enfants se développent imparfaitement, restent malingres, et ne sont jamais capables d'exécuter un travail un peu pénible.

La conclusion de tout ceci, c'est qu'il faut laisser reposer l'esprit comme le corps des enfants; que jusqu'à six ans, le fils de l'ouvrier comme celui du riche, ne doit que manger, jouer au soleil et dormir; que de six à douze, l'un et l'autre ont besoin d'entremêler l'exercice, l'étude et le repos, les premiers ne pouvant pousser l'exercice jusqu'au travail, les seconds l'étude jusqu'à la contention d'esprit. Ce n'est que vers douze ou treize ans, que chacun doit commencer à prendre la voie séparée qu'il doit suivre, et que les uns peuvent sans danger appliquer leur esprit à la culture de l'intelligence, tandis que les autres se livrent aux âpres labeurs de l'industrie. C'est alors seulement que, concourant au même but par des voies différentes, et satisfaisant l'un et l'autre à la grande loi du travail, le fils du riche et le fils du prolétaire, deviendront capables de lutter contre les agents extérieurs de destruction qui les assiégent, et de contribuer à l'œuvre commune de la glorification de l'humanité.

FIN

TABLE

TABLE

— LILLE. TYP. J. LEFORT. M D CCC LXXIII —

A LA MÊME LIBRAIRIE :

BIBLIOTHÈQUE UTILE

Volumes in-12 format charpentier à 1 fr. 50 c.

Envoi *franco* contre timbres-poste.

La Vie des champs; par le Dr J. P. des Vaulx.

L'Atelier du laboureur : terrains, défrichements, engrais; par le même.

Les Animaux de la ferme; par le même.

Ce que rend une vacherie; par le même.

Les Profits de la basse-cour; par le même.

Les Animaux nuisibles à l'agriculture; par le même.

Les Plantes de grande culture; par le même.

Les Plantes suspectes; par le même.

Les Economies d'un vieux jardinier; par le même.

Les Signes du temps et Travaux du jour; par le même.

Plaisirs et Profits de l'éleveur d'abeilles; par le même.

Les Remèdes sous la main; par le même.

Merveilles de la vie dans le corps des animaux; par le même.

L'Ami du cheval; par J. B. Mégnin, vétérinaire, auteur d'un *traité des proportions du cheval*.

Choses de l'autre monde; par Alph. Boulongne.

Ces ouvrages sont écrits dans un style clair et à la portée de tous. On en a éloigné à dessein les termes et les discussions scientifiques, pour s'attacher surtout au côté pratique des choses et au résultat économique des innovations.

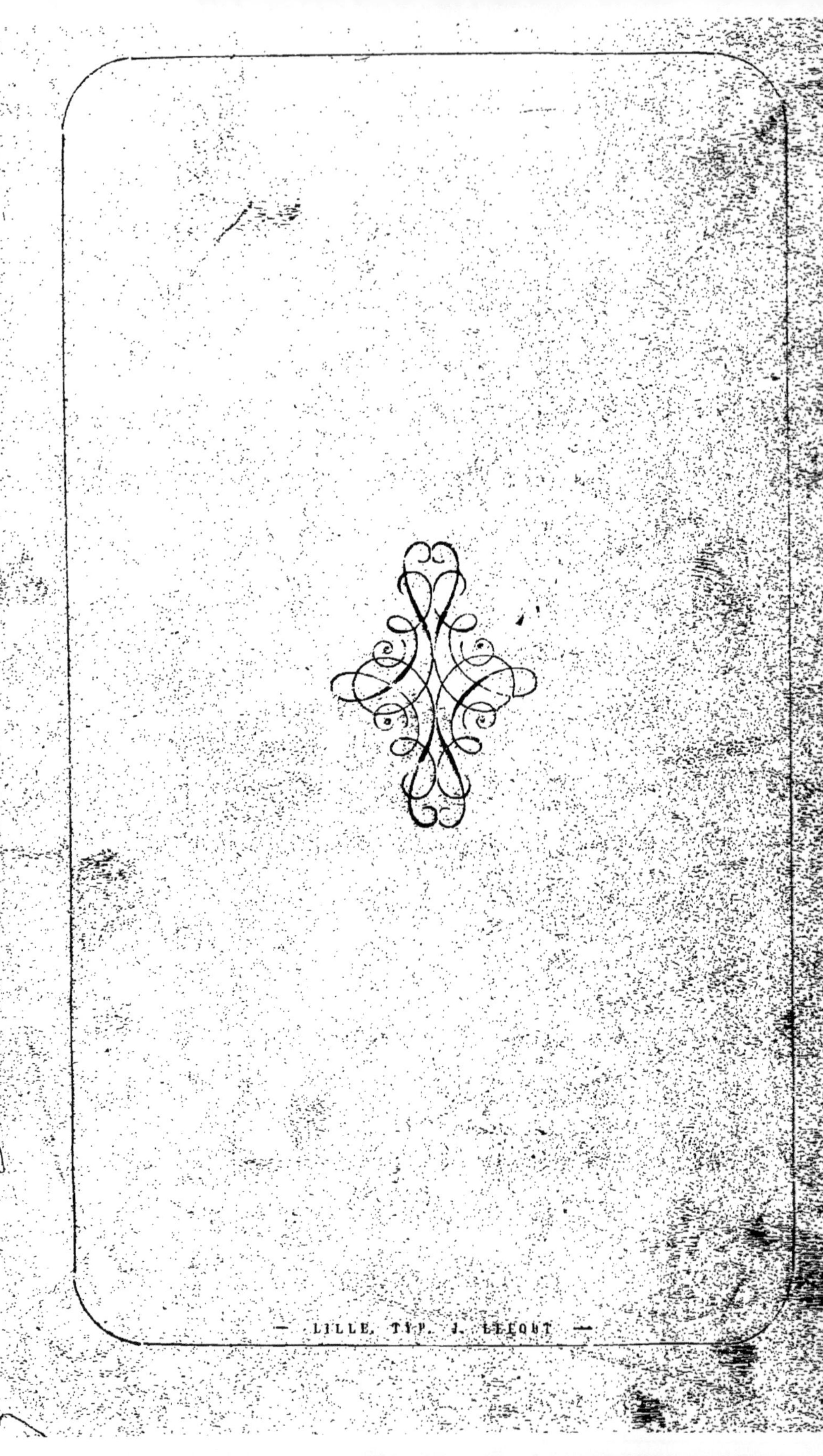

— LILLE, TYP. J. LEFORT —

www.ingramcontent.com/pod-product-compliance
Ingram Content Group UK Ltd.
Pitfield, Milton Keynes, MK11 3LW, UK
UKHW020247250726
13967UKWH00004B/1557